Dipl.-Oecotroph. Stefani Eisele

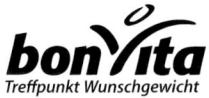

Wunschgewicht ein Leben lang
Erfolgreich mit der Bonvita-Methode

Stefani Eisele

Wunschgewicht ein Leben lang

Erfolgreich mit der Bonvita-Methode

riva

Bibliografische Information der Deutschen Bibliothek:

Die Deutsche Bibliothek verzeichnet diese Publikation in der Deutschen Nationalbibliografie; detaillierte bibliografische Daten sind im Internet über http://dnb.ddb.de abrufbar.

1. Auflage 2008
© 2008 riva Verlag, München
Alle Rechte vorbehalten.

ISBN: 978-3-936994-56-8

Gesamtbearbeitung:
Druckerei Joh. Walch, Augsburg
Lektorat:
Jutta Friedrich
Covergestaltung:
Pamela Günther
Druck:
Ebner & Spiegel, Ulm

Für Fragen und Anregungen:
eisele@rivaverlag.de

Fordern Sie unser Verlagsprogramm an:
vp@rivaverlag.de

riva Verlag
Frundsbergstraße 23
80634 München
Tel.: 089/44 44 679-0
Fax: 089/65 20 96
info@rivaverlag.de
www.rivaverlag.de

riva ist ein Imprint des FinanzBuch Verlags

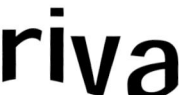

Inhaltsverzeichnis

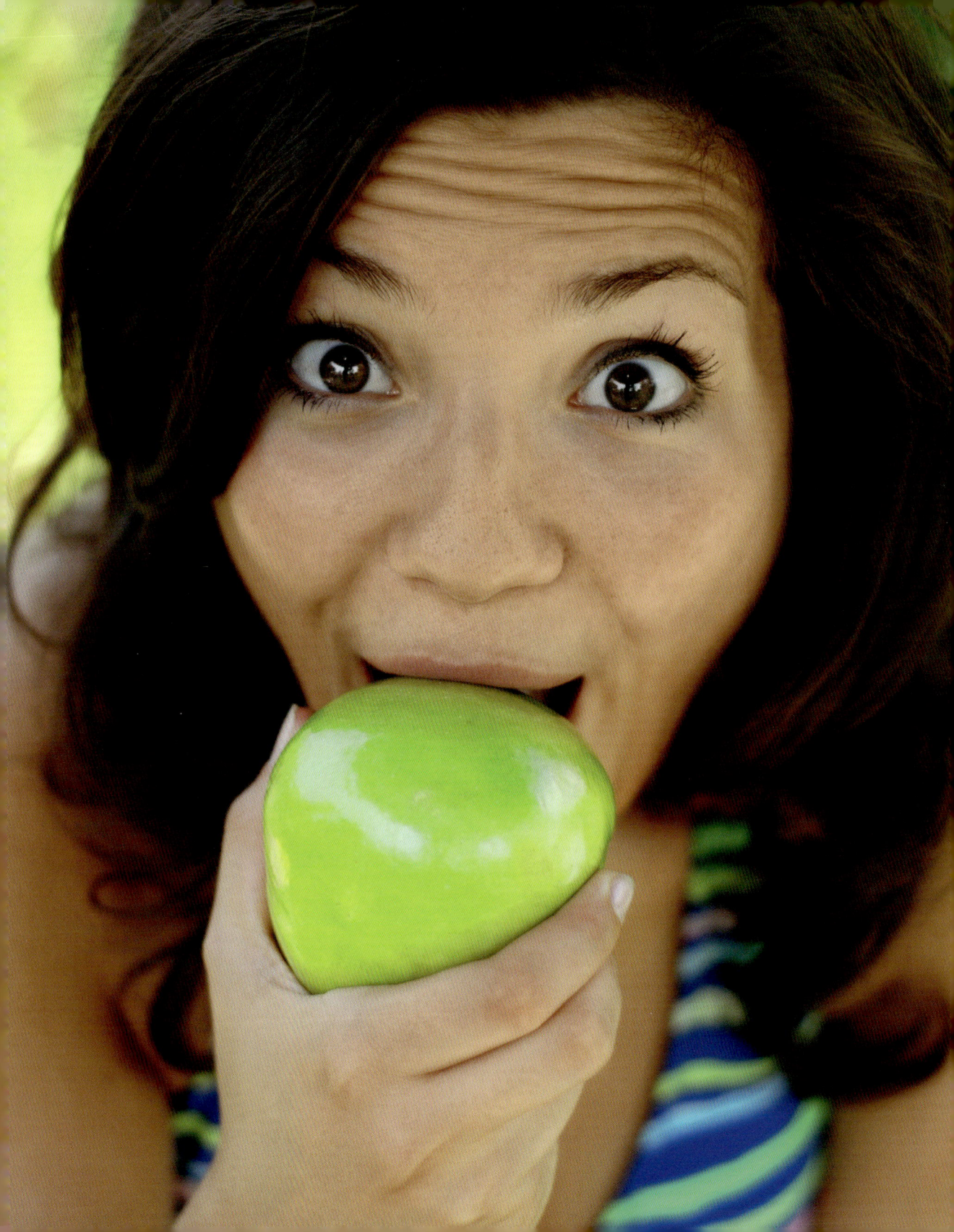

Ein Vorwort
mit Leidenschaft

**oder warum wir mit Altöl
nicht leistungsfähig sind**

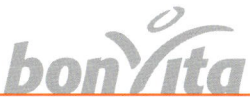

Stellen Sie sich einmal ein wunderschönes, neues Traumauto vor. Sie haben lange gearbeitet und gespart, um es zu genießen. Es fährt fantastisch. Sie haben das Gefühl, frisch verliebt zu sein. Nach geraumer Zeit gibt Ihr „Liebling" Ihnen Zeichen:

Bitte Öl nachfüllen!

Was passiert jetzt? Natürlich, Sie fahren zur nächsten Werkstatt oder Tankstelle und geben Ihrem Auto das, was es braucht: erstklassiges Super-Elastik-Turbo-Öl! Denn das Fahrzeug hat ja richtig Geld gekostet und soll noch lange perfekt und verlässlich funktionieren. Oder kämen Sie auf die Idee, nach dem Altöl von einem der letzten Ölwechsel zu fragen und Ihr wertvolles Gefährt damit zu füttern? Niemals!

Wie aber ist das mit unserem Körper? Wie wertvoll sind wir selbst, obwohl der Körper ja eigentlich nichts gekostet hat? Tatsächlich meinen viele, dass dieses einmalige Kraftwerk auch dann effizient läuft, wenn wir „Altöl" in uns hineinschütten: Fast Food, Fettes, Süßes und Verkochtes. Fehlanzeige! Wie soll das Wunderwerk des menschlichen Körpers richtig funktionieren, wenn wir ihm nur vitalstoffleeren Ernährungsmüll geben? Zwar hält die geniale Konstruktion „Körper" so einiges aus, aber Jahrzehnte später werden wir von unseren Sünden eingeholt. Und dann hilft alles Jammern und Klagen nichts mehr: Gesundheit, Wohlgefühl und Lebensqualität sind dahin.

Vielleicht haben Sie dieses Buch gekauft, weil Sie endlich wissen möchten, wie Sie sich Tag für Tag auf einfache, erprobte Art und Weise gesund und abwechslungsreich ernähren können. Hiermit bekommen Sie ein unkompliziertes System an die Hand, mit dem Sie Ihre Ernährung jeden Tag ideal gestalten können – für ein vitales Leben. Dazu hat *Bonvita Treffpunkt Wunschgewicht* ein innovatives und einzigartiges Ernährungskartensystem entwickelt.

Wir von Bonvita greifen auf eine 20-jährige Erfahrung im Bereich Ernährungstraining zurück und haben schon tausenden von Teilnehmern geholfen, ihr Wunschgewicht intelligent zu managen. Dabei erfinden wir die Ernährung nicht neu, sondern setzen aktuelle und gesicherte wissenschaftliche Erkenntnisse einfach in die Praxis um.

Haben Sie vielleicht schon aus lauter Neugier unsere Karten in die Hand genommen und sind nun ein bisschen verwirrt?

Keine Angst, die Anleitung erfolgt Schritt für Schritt. Und spätestens nach zwei Wochen gehen Ihnen die Karten wie einem Pokerspieler leicht von der Hand und Sie beenden jeden Tag mit einem Royal Flush.

Zum einfachen Einstieg in Ihr neues Leben haben wir in unserem Rezeptteil jede Menge getesteter, leckerer und leicht umsetzbarer Rezepte mit der Farbcodierung der Karten versehen und für Sie bereitgestellt.

Zurück zu den Karten. „22 Portionen! So viel!", werden Sie sagen. Ja, aus vollem Herzen ja! Hören Sie auf, sich zu kasteien, und essen Sie endlich erstklassige Nahrung, um Ihr Leben von nun an in vollen Zügen genießen zu können.

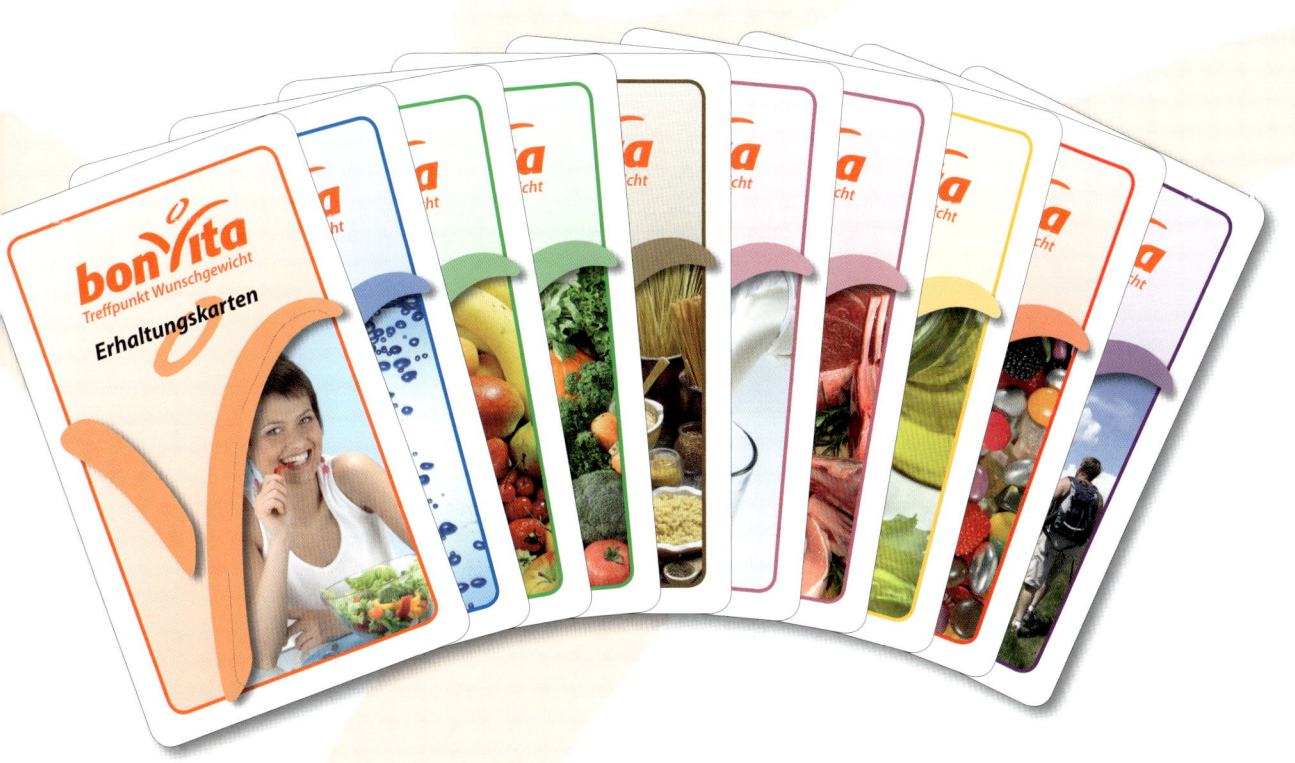

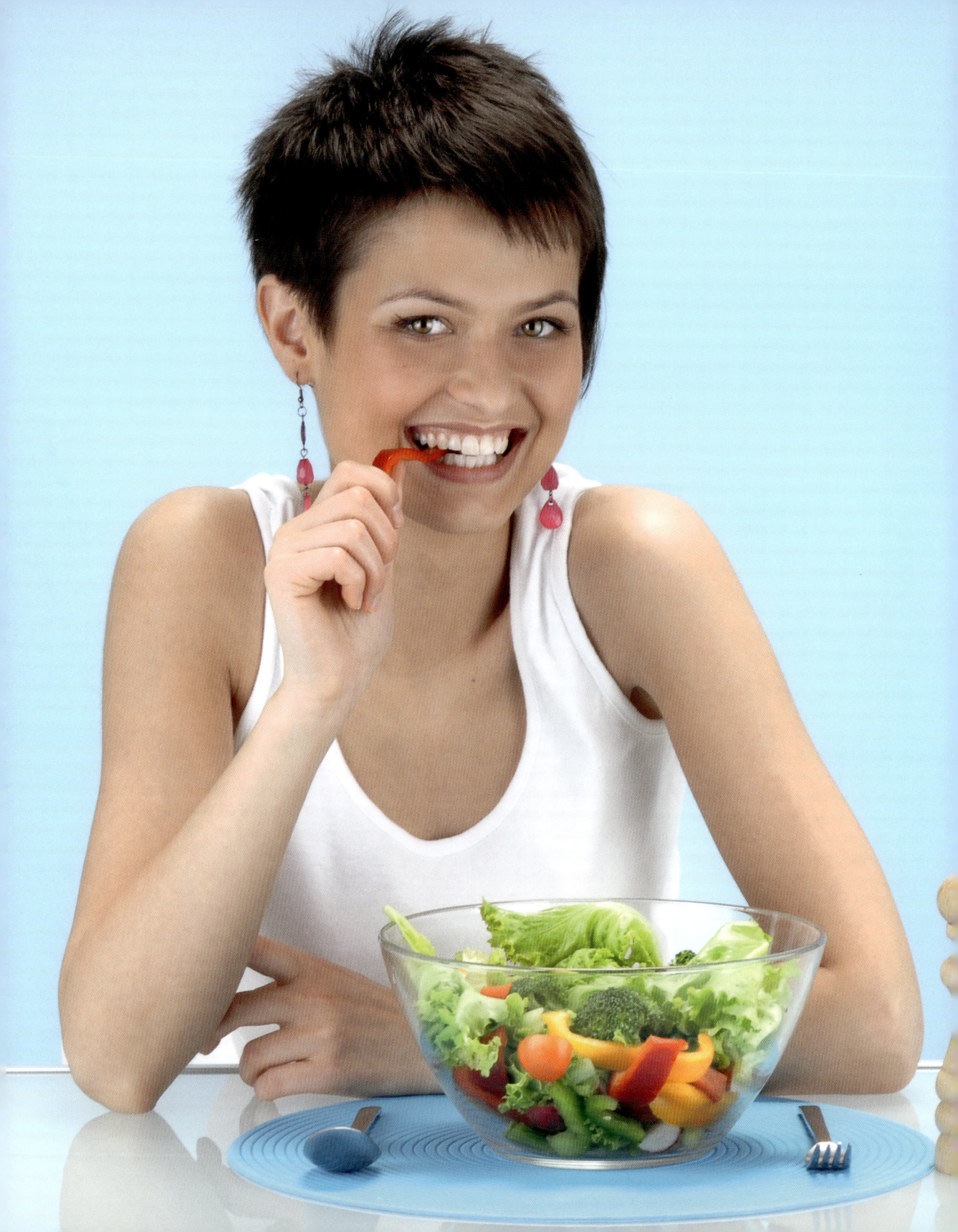

1. Essen ist einfach

*und trotzdem kein Erfolg
mit dem Wunschgewicht?*

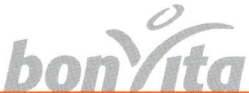

Der Mensch ist ein Allesesser, aber alles in Maßen gegessen und perfekt kombiniert, ergibt eine vitale Ernährung für lebensbejahende Menschen.

Kennen Sie das auch? Zum Jahreswechsel, nach einem runden Geburtstag oder auch immer wieder montags heißt es: „Ab sofort ernähre ich mich effizient, besonnen, ausgewogen und abwechslungsreich, damit ich mein Leben hochwertiger, sicherer, wohlproportionierter und dynamischer leben kann. Aber wie kann ich das in die Tat umsetzen?"

Das Konzept von Bonvita hat sich seit Langem bewährt. Wir haben die Erfahrung und das Know-how. Das erfolgreiche Ernährungscoaching zur Gewichtsreduktion und -erhaltung bieten wir deutschlandweit sowie in Teilen von Österreich und auch in der Schweiz an. *Bonvita Treffpunkt Wunschgewicht* ist eine anspruchsvolle und erfolgreiche Diät, die Sie dauerhaft zu Ihrem Wunschgewicht führt. Deshalb erreichten schon viele Teilnehmer ihr ehrgeiziges Ziel durch zuverlässige Anleitung in familiärer Atmosphäre und genießen es seitdem, im Rampenlicht zu stehen.

Unser bewährtes Programm besteht aus drei Phasen:

Phase 1: Abnehmen mit Hilfe geprüfter Lebensmittel und schnell spürbarem Effekt.

Phase 2: Nach Erreichen des individuellen Wunschgewichts erfolgt eine Umstellungsphase zur Stoffwechselaktivierung, damit die Gewichtserhaltung auch wirklich funktioniert.

Und genau hier setzen dieses Buch und **Phase 3** an. Die dauerhafte Erhaltung des persönlichen Wunschgewichts lässt sich mit den beiliegenden Ernährungskarten zielsicher, unkompliziert und flexibel in den Alltag integrieren, egal, ob Sie Familienmanagerin sind oder Bankdirektor.

Fakt ist: 15 % aller Drei- bis 17-Jährigen in Deutschland sind bereits übergewichtig, bei den erwachsenen Frauen liegt der Anteil bei 42 %, bei den Männern bei 58 %. Die traurige Bilanz: Die deutsche Übergewichtsquote hat den US-Standard längst erreicht.

Viele wollen den richtigen Weg der gesunden, bedarfsgerechten Ernährung einschlagen, scheitern dann aber an falschen oder komplizierten Programmen.

Das durchdachte, ausgereifte und bedürfnisorientierte Ernährungsprogramm von Bonvita wird Sie überzeugen, denn es ist einfach und sofort umsetzbar. Vom ersten Tag an werden Sie einen Aha-Effekt erleben, denn die Gerichte schmecken köstlich und Sie sind mit allem versorgt, was ein moderner Mensch für einen leistungsfähigen Körper benötigt. Deshalb bitte ich Sie, von nun an alles zu vergessen, was Sie von neuesten Ernährungstrends gelesen oder gehört haben. Machen Sie sich frei von den vielen Halbwahrheiten, denn diese Ernährungsirrtümer füllen ganze Bücher.

1.1 Ernährung im Wandel

oder warum wird es immer schwieriger, sich richtig zu ernähren?

Grundsätzlich ist Essen eine lebenswichtige Befriedigung unseres elementarsten Grundbedürfnisses: des Überlebens. Leider wurden unsere instinktiven Gelüste seit rund 100 Jahren durch den wirtschaftlichen Fortschritt mehr und mehr zugeschüttet.

Unsere Großeltern und Urgroßeltern waren noch in der Lage, rein gefühlsmäßig eine gesunde Basisernährung zu praktizieren: Linseneintopf, Kartoffeln mit Quark und einmal in der Woche Fleisch, wobei die erste und größte Portion an das körperlich schwerarbeitende Familienoberhaupt ging; die übrigen Familienmitglieder mussten den Rest untereinander aufteilen.

Mit dem Segen der Convenience-Lebensmittel (Lebensmittel, die in irgendeiner Weise vorbereitet sind) wie Pfannkuchenteig aus der Schüttelflasche, Pizza aus der Tiefkühltruhe und Currywurst mit Pommes frites aus dem Kühlregal wurde auch der Kraft- und Zeitaufwand zur Herstellung der Gerichte immer geringer. Es bleibt (noch) mehr Zeit zum Essen. Und diese Gelegenheit macht Diebe: Essen ist immer und überall greifbar: im Kühlschrank, in der Vorratskammer, im Supermarkt, an der Tankstelle – und nicht zu vergessen die Schale mit den Gummibärchen, die beim Arzt auf der Theke steht.

Keine Angst, so geht es nicht weiter, man kann alles verändern: wo ein Wille, da auch ein Weg.

1.2 Die Lösung

oder einfach und unkompliziert mit Ernährungskarten den Tag meistern

Unsere Ernährung sollte im Optimalfall aus 22 Portionen pro Tag bestehen: 22-mal essen und sich richtig gut fühlen. Je nachdem, was Sie mit Ihrem Körper (übrigens dem einzigen, den Sie besitzen, auch wenn die moderne Medizin schon so einiges reparieren und austauschen kann) anstellen möchten: Sie können Ihr Gewicht entweder nach der nunmehr letzten Diät in Ihrem Leben halten oder es sogar geringfügig nach unten korrigieren.

Wenn Sie allerdings erstmal richtig effizient und sicher abnehmen möchten, empfehle ich Ihnen an dieser Stelle das bewährte Abnehmprogramm von *Bonvita Treffpunkt Wunschgewicht*. Abnehmen mit Bonvita heißt, dass Sie eine perfekt funktionierende, gesunde Diät mit täglich fünf ausgewogenen Mahlzeiten bekommen. Somit sind Sie rundherum versorgt. Der Stoffwechsel arbeitet auf hohem Niveau und täglich können etwa 1000 Speicherkalorien aus den lästigen Fettdepots abgebaut werden. Die gebührenfreien Gruppen mit erfahrenen Ernährungstrainerinnen, die Sie verstehen, sowie hochinteressante Themen rund um Ernährung und Essverhalten führen Sie zum Wunschgewicht und sorgen dafür, dass Sie langfristig gesünder leben und wieder glücklich und mit neuem Selbstbewusstsein durchstarten können.

Informieren Sie sich doch einfach bei einem unserer fast 600 Standorte in Deutschland, Österreich und in der Schweiz. Die Kontaktdaten erhalten Sie bei der Bonvita-Hotline (0800 2668482) oder unter www.bonvita.eu.

2. Karten zur intelligenten Ernährung Tag für Tag

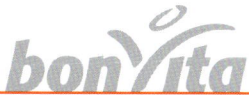

2.1 Blaue Ernährungskarten

Getränke

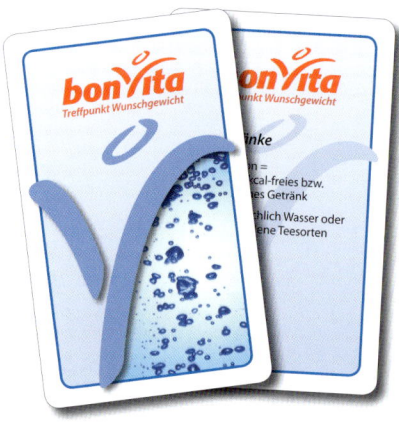

Bitte öffnen Sie jetzt die Erhaltungskarten und suchen sich die sechs blauen raus – den Rest bitte zur Seite legen. Step by step.

Sie haben jetzt sechs Getränkekarten in der Hand und damit wahrscheinlich schon die entscheidenden Karten für die Erhaltung Ihres individuellen Wunschgewichts. Die meisten Menschen trinken zu wenig und so „schreit" die Schaltzentrale nach Flüssigkeit. Nach mehreren vergeblichen Hilfeschreien setzt der Überlebensmechanismus auf einen gut funktionierenden Trick und ruft nach Essen, denn auch darin ist verwertbare Flüssigkeit enthalten. Kurioserweise glückt dieser Kniff fast immer und wir essen überflüssige Kalorien anstatt einfach nur zu trinken! Wasser bedeutet Leben, Energie und Fluss. Ohne Wasser können wir kaum mehr als schlappe drei Tage existieren. Es wäre so einfach und dennoch ist einer der größten Ernährungsfehler: zu wenig zu trinken.

Kennen Sie den Unterschied zwischen einer saftigen Weintraube und einer runzeligen Rosine? Beobachten Sie mal! Kennen Sie Menschen, die zu wenig Flüssigkeit aufnehmen? Ihre Haut wirkt meist trocken, ist oft spröde und grau.

Und wie sehen Menschen aus, die ausreichend trinken? Sie werden sie an ihrem rosigen, feinen und erstklassig versorgten Teint erkennen.

Lassen Sie sich nun von mir auf eine kleine Bergtour entführen: Stellen Sie sich vor, es ist Sommer, Hochsommer. Seit zehn Wochen brennt die Sonne auf die Erde runter. Der Himmel ist blau, kein Wölkchen trübt den Blick auf die Berge. Wie sieht die Wiese aus, auf der wir bergaufwärts wandern, nach nunmehr zehn Wochen Hitze und Trockenheit? Wie sehen die Blätter an den Bäumen aus?

Sehen Sie es? Wir wandern weiter und auf einmal hören wir ein sanftes Plätschern. Aha, wir kommen zu einem Bergbach. Na ja, es ist eher ein Rinnsal, das kläglich durch das Bachbett sickert. Das Wasser ist spärlich, verwelkte Blätter, Steine und auch Müll finden wir in den Mäandern unseres Bachs, er ist verstopft, vermüllt, hat keine Energie.

Trauen Sie sich noch einmal mit mir auf eine Bergwanderung? Ja? Prima!

Derselbe Weg, aber eine andere Zeit: April. Das erste neue Grün der Pflanzen wird sichtbar und unser Bächlein vom Sommer ist durch die Schneeschmelze ein reißender, tosender Fluss. Wir kommen näher an einen quirligen, dynamischen Wasserstrom, der allen Unrat und alles Überflüssige mitreißt und im Tal ausspuckt.

Wasser – die natürliche Basis

Trinken Sie täglich sechsmal 300 ml Wasser und auch bei Ihnen wird so einiges in Bewegung kommen. Zu den besten Getränken gehört das natürlichste, das Wasser, so wie Sie es mögen: still oder spritzig, warm oder kalt, aus der Leitung oder aus einer edlen Quelle. Wählen Sie nach Ihrem Geschmack, und spüren Sie, wie alles in Ihnen auf Hochtouren kommt.

▶ **Natürliches Mineralwasser** kommt aus einem geschützten, unterirdischen Wasserreservoir und enthält Mineralstoffe und Spurenelemente, die einen ernährungsphysiologischen Nutzen beinhalten müssen. Diese Quellen müssen amtlich anerkannt sein.

▶ **Quellwasser** stammt ursprünglich ebenfalls aus unterirdischen Vorkommen; es können jedoch Spuren von Verunreinigungen enthalten sein und es gibt weitaus weniger gesetzliche Vorschriften.

▶ **Tafelwasser** besteht hauptsächlich aus Trinkwasser; es muss kein vorgeschriebener Gehalt an Mineralien und Spurenelemente nachgewiesen werden.

▶ **Heilwasser** hat einen wissenschaftlichen Nachweis über die heilenden, lindernden oder vorbeugenden Wirkungen und muss als Arzneimittel zugelassen werden. Der Gehalt an Mineralstoffen sowie an Spurenelementen liegt hier ähnlich hoch wie bei natürlichem Mineralwasser.

Jedes handelsübliche Wasser hat andere Eigenschaften und erfüllt unterschiedliche Ansprüche: So benötigt ein Sportler ein mineralstoffhaltiges Wasser, der Mensch mit Wassereinlagerungen braucht ein Wasser mit geringem Salzanteil. Stehen Verdauungsprobleme im Vordergrund, bevorzugen Sie magnesiumhaltiges Wasser und osteoporosegefährdete Menschen sollten auf einen hohen Kalziumanteil achten.

Ein richtiger Saftladen!?

Eine wirklich gute Abwechslung zu purem Wasser sind Saftschorlen. Mischen Sie maximal im Verhältnis 1:1. Verwenden Sie dabei nur pure Säfte, denn Zucker und sonstige Zutaten belasten unseren Körper nur und machen ihn träge.

Nur, wie können Sie den richtigen Saft erkennen, wenn Sie vor dem Supermarktregal stehen? So weit das Auge reicht, sehen Sie Säfte: gesund, ohne Zucker, naturbelassen, mit wenig Kalorien, schön bunt, aus der Flasche, aus dem Tetrapak …

▶ **Fruchtsaftgetränke:** Bitte sofort aus den Augen aus dem Sinn! Denn Sie kaufen eine Menge Wasser und Zucker und wenig Saft (sechs bis maximal 30 %).

▶ **Fruchtnektar** erinnert an Götter und Tempel. Pustekuchen! Auch hier werden wieder Wasser und Zucker zugesetzt. Der Fruchtsaftanteil beträgt nur 25 bis 50 %.

▶ Gehen Sie auf Nummer sicher. Kaufen Sie nur Getränke mit der Aufschrift **Saft**, denn hier darf nichts beigemischt werden.

Und warum selbst reinen Saft mit Wasser mixen? Sie mogeln der Natur nicht ins Handwerk und erhalten eine leckere, gesunde Erfrischung. Ihre Organe werden mit lebenswichtigen Nährstoffen durchflutet. Ihr

Teint wird natürlich und frisch und ganz nebenbei ersparen Sie sich die eine oder andere überflüssige Kalorie.

Kaffee – die Kraft der Bohne

In Deutschland wurde Kaffee erstmals 1673 in Bremen ausgeschenkt, wo auch das erste Kaffeehaus entstand. Heute haben wir eine wirkliche Kaffeekultur und mittlerweile können wir nicht nur einen Kaffee bestellen, sondern müssen uns entscheiden zwischen Melange, Latte macchiato, Espresso, Cappuccino oder einer der unzähligen weiteren Varianten. Es gehört einfach zu einem guten Lebensgefühl, in gemütlicher Atmosphäre und bei einem angenehmen Gespräch mit einem Kaffee im Tag innezuhalten. Deshalb habe ich eine gute Nachricht für Sie: Sie dürfen Ihren gewohnten Kaffeekonsum sogar mit zur Tagestrinkmenge rechnen. Jahrelang wurde die Ansicht vertreten, dass koffeinhaltige Getränke, allen voran Kaffee, nicht einbezogen werden können. Diese Auffassung beruht auf Studien, die den harndrangfördernden Effekt beweisen sollten: So tranken zwölf Freiwillige bei einer 1997 durchgeführten Studie an einem Tag sechs Tassen Kaffee. Dieser Kaffeekonsum führte zu einer höheren Wasserausscheidung über die Nieren und zu einer Abnahme des Gesamtkörperwassers. Bei der Auswertung muss allerdings berücksichtigt werden, dass die zwölf Probanden fünf Tage vor Beginn der Studie keinen Kaffee trinken durften. Die Gesamt-Urinausscheidung nach 24 Stunden ist bei Personen mit regelmäßigem Koffeinkonsum nicht höher als bei Menschen, die kein Koffein zu sich nehmen.

Deshalb entscheiden Sie bei der Getränkeauswahl nach Ihrem Geschmack und genießen den „Schwarzen" mit fettarmer Milch und keinem bis wenig Zucker. Dann sind Sie auf dem richtigen Weg.

Tee – mehr als ein Durstlöscher

Vor allem in der kalten Jahreszeit, aber natürlich auch das ganze Jahr hindurch, wärmt dieses natürliche Heißgetränk die Körpermitte, bringt den Stoffwechsel in Schwung und schafft eine immense Variationsbreite. Die Teilnehmer von *Bonvita Treffpunkt Wunschgewicht* mischen nach Lust und Laune, zum Beispiel Rotbuschtee mit Sauerkirschsaft, Lapachotee mit Orangensaft oder Grüntee mit Limettensaft. Köstlich fruchtig und pro Liter nur wenige Kalorien.

Der Legende nach entstand der Tee rein zufällig, als ein Teeblatt in die Trinkschale des chinesischen Kaisers Chên Nung segelte. Im Jahre 2737 v. Chr. erholte dieser sich gerade von seinen kaiserlichen Strapazen und gönnte sich im Schatten eines wilden Teestrauchs eine Schale abgekochtes Wasser. Ein Windhauch trieb einige Teeblätter in des Kaisers Trinkwasser, das eine goldgelbe Färbung annahm. Der herrliche Duft stieg Chên Nung in die kaiserliche Nase und er kostete. Von diesem Moment an wollte er nichts anderes mehr trinken als Tee.

Sie haben die Wahl: Setzen Sie schwarzen Tee gekonnt zur Stimulierung der Bewusstseinsvorgänge ein; grünem Tee sagt man eine Verlangsamung des Alterungsprozesses nach und Rotbuschtee soll antiallergisch wirken. Es gibt unzählige Teevariationen. Damit erreichen Sie spielend Ihre tägliche Trinkmenge und genießen die wundervolle Wirkung.

Sie haben die erste Ebene der gesunden und vitalen Ernährung erklommen. Ein wichtiger Meilenstein für Ihre Gesundheit. Herzlichen Glückwunsch!

Tipps aus der Praxis

▶ Genießen Sie vor bzw. zu jeder der fünf Mahlzeiten 300 ml Flüssigkeit und am Abend das letzte Glas – und schon ist es geschafft! Es funktioniert, probieren Sie es aus!

▶ Haben Sie Ihr Getränk immer griffbereit: im Auto, auf dem Schreibtisch, in der Tasche. Wir haben verlernt, Durst frühzeitig zu spüren, aber jedes Baby macht ein Riesengeschrei, wenn es trinken möchte.

▶ Wechseln Sie Gläser und Tassen: mal groß, mal klein, mal dick, mal schmal.

▶ Benutzen Sie einen Trinkplaner oder den Handywecker: So vergessen Sie das Trinken garantiert nicht.

▶ Glas oder Tasse sofort nach dem Leeren wieder auffüllen.

▶ Jedes Mal, wenn Sie auf der Toilette waren, Ihren Wasserhaushalt „nachfüllen"; Prinzip: Durchlauferhitzer.

So geht es: Legen Sie nach jedem 300-ml-Trunk eine Karte zur Seite. Bevor nicht alle Karten weg sind, dürfen Sie einfach nicht ins Bett gehen.

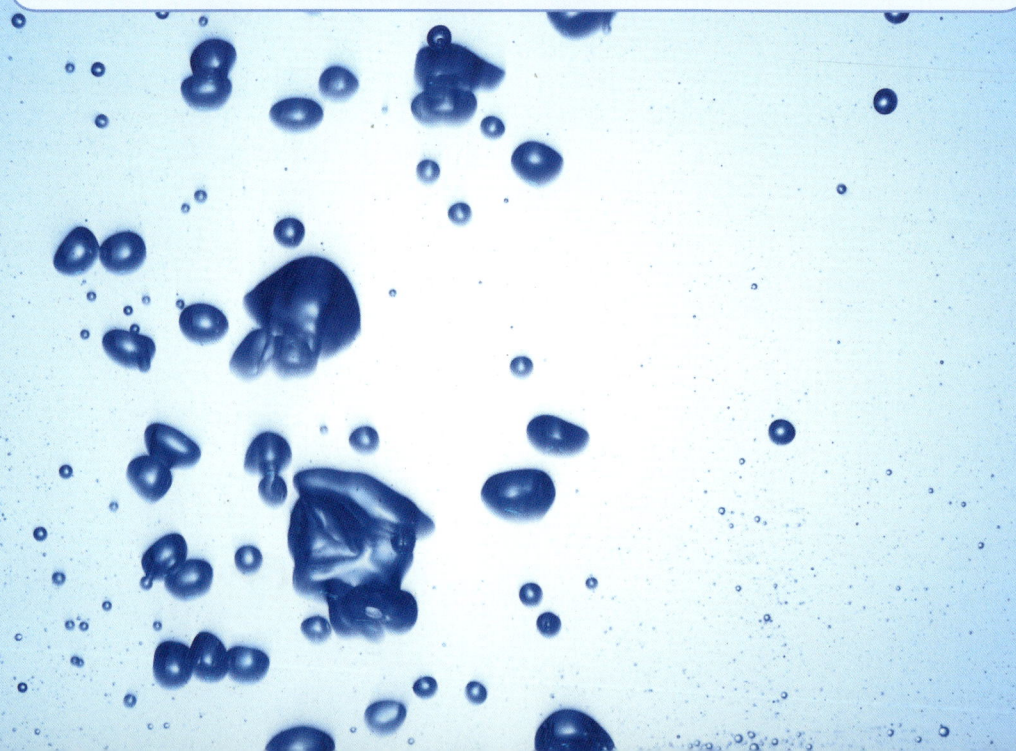

2.2 Grüne Ernährungskarten

Obst und Gemüse

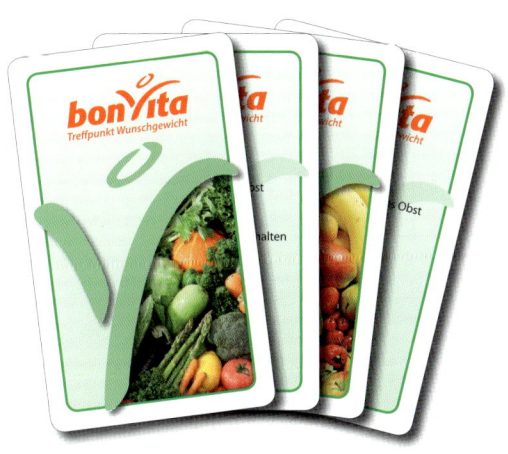

Jetzt nehmen Sie bitte aus dem verbleibenden Kartensatz die fünf grünen Karten heraus. Sie werden feststellen, es sind drei Gemüse- und zwei Obstkarten. Das bedeutet für Sie, Sie dürfen ab sofort drei Portionen Gemüse, Salat oder Rohkost und zwei Stück Obst ohne Reue genießen.

Gemüse – das grüne Kraftwerk

Essen Sie Gemüse als Rohkost, Salat oder gedämpft – in unserem Rezeptteil finden Sie jede Menge Anregungen. Gemüse steckt voller Vitamine, Mineralstoffe, Spurenelemente und Ballaststoffe und ist unentbehrlich für die „intelligente" Ernährung. Nach dem Motto „Was Mama oder Papa macht, ist richtig" haben unsere Teilnehmer und Teilnehmerinnen es geschafft, nicht nur ihr eigenes Essverhalten, sondern oft auch das ihrer gesamten Familie zu ändern.

Obst – der bunte Alleskönner

Zwei grüne Obstkarten sind schnell verschwunden, denn Obst ist richtig lecker und es gibt in jeder Jahreszeit eine riesige Auswahl. Obst ist verführerisch, fragen Sie doch mal Adam. Zudem hat die Natur die optimale Unterwegsverpackung gleich mitgelie-

---

Tipps aus der Praxis

▶ Essen Sie „bunt", am besten in den Regenbogenfarben, dann bekommt Ihr Körper all die Vitalstoffe, die er braucht.

▶ Zum Mittag- und Abendessen bereiten Sie sich einen Salat oder Gemüse; eine Portion lassen Sie als Frischkost-Snack so richtig krachen.

▶ Gäste in Sicht? Überraschen Sie sie doch mal statt mit fetten Snacks mit einem bunten Rohkostteller und leckerem Joghurt-Dip!

fert. Deshalb gehört Obst in jede Ausflugs- oder Arbeitstasche. Vitamine, Mineralstoffe, Ballaststoffe, schnelle Energie und die Wirkung von unzähligen sekundären Pflanzenstoffen machen diese Lebensmittelgruppe zu einem schlanken Lebenselixier.

Als Sponsor und Mutter eines Spitzenfußballstürmers begleitete ich unsere Fußballmannschaft in diesem Jahr in ein türkisches Fußballcamp – all inclusive. Die 21 Jungen zwischen zwölf und 15 Jahren stürzten sich auf das gigantische Buffet – das Obst blieb allerdings links liegen. Kommt Ihnen das bekannt vor? Kinder und Obst. Am zweiten Tag bekam der Fußballnachwuchs einen „präparierten" Obstteller: mundgerechte Stücke, farbenfroh und lustig angerichtet. Jetzt ging der Wettstreit am Tisch weiter und kein Stück Obst blieb übrig.

Grüne Obst- und Gemüsekarten – essen in Regenbogenfarben

Ich sehe schwarz. Der ist mir nicht grün. Sie hat eine weiße Weste. Das Gelbe vom Ei. Sprichwörter mit Farben gibt es viele, aber was haben Farben mit Gemüse und Obst in der gesunden Ernährung zu tun?

▶ **Weiß:** die Farbe der Reinheit; sie unterstützt Klärungs- und Reinigungsprozesse. Essen Sie weißes Gemüse, zum Beispiel Spargel, und spüren Sie die Wirkung.

▶ **Orange** lässt uns durchatmen, vertreibt Bauchweh und stimmt uns heiter. Versuchen Sie zum Beispiel Kürbis, Orangen und Aprikosen als Stimmungsaufheller.

Tipps aus der Praxis

▶ Planen Sie Obst schon zum Frühstück ein: als Krönung auf dem Müsli oder als frisch gepresster Saft.

▶ In vielen Supermärkten gibt es fertig vorbereitete Obstteller – praktisch für zwischendurch.

▶ Kreieren Sie gemeinsam mit Ihren Kindern einen Obstsalat – das macht allen Spaß!

▶ Kombinieren Sie frisches Obst mit naturbelassenem Joghurt – eine gesunde und bewährte Vitalstoff-Ehe.

▶ **Rot** fördert die Leistung, regt die Verdauung an und ist die Grundlage aller Lebensenergie. Powern Sie sich mit Tomaten, Paprika und Roten Beten!

▶ **Gelb** lässt Säfte fließen, gibt Energie und fördert die Gedankenkraft. Essen Sie beispielsweise Mais, Bananen und Getreide, bevor Sie geistig gefordert werden.

▶ **Grün** hat die stärkste Heilkraft, sorgt für die Entgiftung und macht glücklich. Petersilie, Salatgurken und Brokkoli sind wahre Fittmacher.

▶ **Blau** beruhigt die Nerven und sorgt für einen gesunden Schlaf. So helfen Heidelbeeren und blaue Trauben gegen niedergedrückte Stimmung.

„Baden" Sie täglich beim Essen in Farben. Dann bekommen Sie nicht nur die richtige Menge an Vitalstoffen, sondern auch die Heilkraft der Farben als Gratisgeschenk dazu.

So geht es: In unserem bunten Rezeptteil finden Sie eine große Auswahl an praktischen und köstlichen Vorschlägen, um auch die fünf grünen Karten jeden Tag fachmännisch in Ihrem Speiseplan zu integrieren. Am Ende jedes Rezepts sehen Sie, welche Karten Sie beiseite legen können.

Das Geniale an unseren Rezepten ist, dass Sie jede Mahlzeit nach Lust und Laune kombinieren können und am Ende des Tages alle Lebensmittelgruppen automatisch abgedeckt haben. Somit erreichen Sie immer die optimale Nährstoff- und Vitalstoffmenge für ein lebenslanges Wunschgewicht.

Sie haben den zweiten Schritt in die richtige Richtung gemacht. Der kluge, schlanke Weg für Kondition, Kraft und Leistungsfähigkeit.

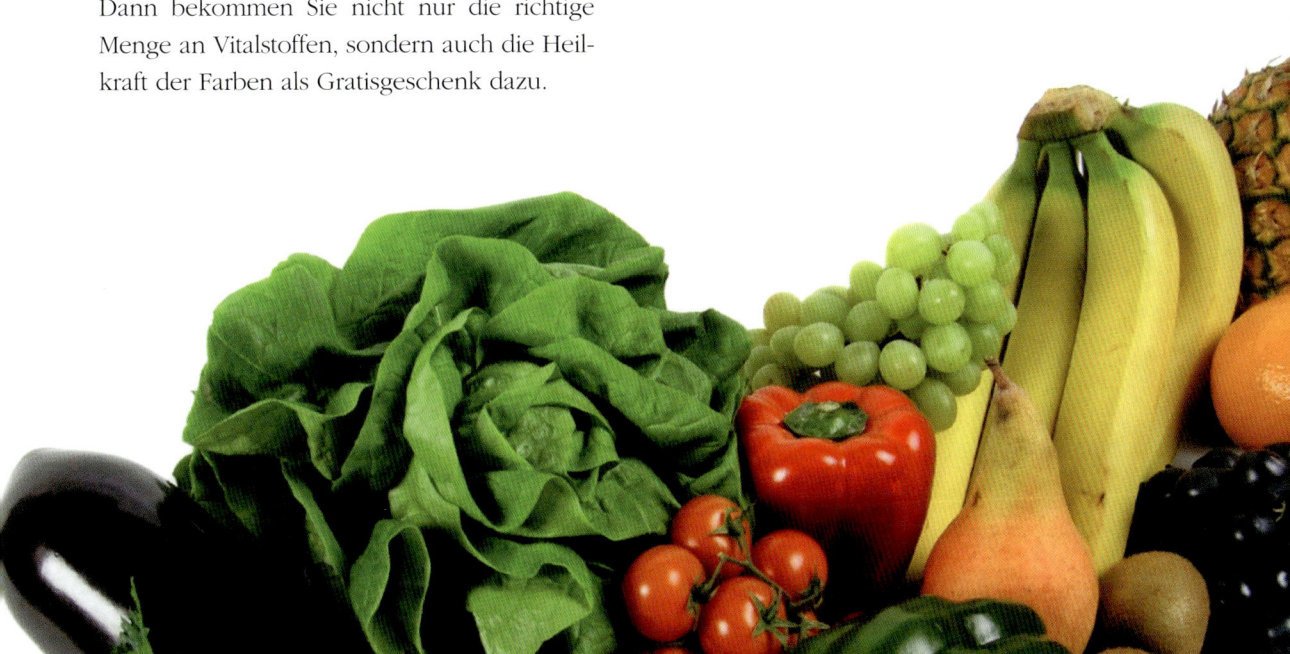

2.3 Braune Ernährungskarten
Brot, Getreide, Reis, Kartoffeln

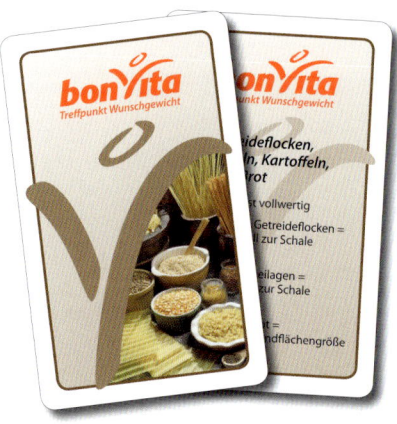

Jetzt nehmen Sie bitte die vier braunen Erhalterkarten zur Hand. Diese „braunen" Lebensmittel sind als Grundnahrungsmittel bekannt und geben jede Menge Energie zum Durchhalten. Keine Angst vor Kartoffeln, Reis, Nudeln, Brot und Getreideflocken (Müsli), denn davon ist noch keiner dick geworden.

Die enthaltenen Bausteine dieser Gruppe machen so richtig satt, denn mit knurrendem Magen macht das Leben nur halb so viel Spaß. Zudem funktioniert die Verbrennung von aufgenommenem Nahrungsfett nur mit dem „Streichholz" Kohlenhydrat – so entsteht ein doppelter Nutzen. Ernährungsprofis entscheiden sich für die Vollkornvariante dieser Grundlebensmittel. Denn damit bleibt man länger satt und Heißhunger-Attacken werden zum Fremdwort. Zudem binden Ballaststoffe schädliche Stoffwechselprodukte. Als „Sahnehäubchen" obendrauf bekommen Sie außerdem noch kostenlose Vitamine, Mineralstoffe, Spurenelemente und Ballaststoffe und fühlen sich rundherum so richtig fit.

Haben Sie ein Waschbecken daheim? Na klar! Verschließen Sie einmal gedanklich den Abfluss, lassen Sie das Wasser laufen und gehen Sie eine halbe Stunde aus dem Bad. Sie werden abgelenkt. Ist etwas passiert? Nein! Das Waschbecken läuft nicht über, denn zum Glück hatten Erfinder einst die geniale Idee des Überlaufs.

Was hat aber nun das Waschbecken mit unserer braunen Lebensmittelgruppe zu tun? Viele Menschen haben Angst vor Kohlenhydraten, verbinden damit Dampfkost, Teigiges und träges Essen – sie liegen vollkommen daneben. Wir Menschen haben auch einen speziellen „Überlauf", eine effektive Erfindung der Natur. Das bedeutet für uns, wir könnten rein theoretisch unser „Waschbecken" mit folgenden Portionen füllen, ohne dass es in Fett umgewandelt wird:

3 kg Nudeln *oder*
30 kg Salatgurken *oder*
10 kg Möhren *oder*
2,3 kg Bananen *oder*
1 kg Roggenbrot *oder*
800 g Haferflocken.

Erst, wenn diese Mengen überschritten sind, also der „Überlauf" aktiviert wird, wandelt sich der Überschuss in Fett um. Der Mensch hat spezielle Zwischenspeicher, damit zu viel aufgenommene Kohlenhydrate als Glykogen in den Leber- und Muskelzellen geparkt werden können, um so im Bedarfsfall schnell als Energiereserve wieder zur Verfügung zu stehen.

Die Kartoffel – ein Dickmacher?

Linda, Sieglinde, Selma, Laura, Baltica, Sibu, Belana, Afra, Cilena sind keine neuen Babynamen, sondern nur eine kleine Auswahl an verschiedenen Kartoffelsorten. Die Knolle war in Europa lange Zeit nicht bekannt. Angeblich soll Sir Francis Drake die Kartoffel bereits in der zweiten Hälfte des 16. Jahrhunderts von Südamerika nach Europa gebracht haben. Friedrich der Große hat erst ca. 200 Jahre später die Bauernschaft gezwungen, den Anbau zu betreiben. Der Siebenjährige Krieg und die dadurch ausgelöste Hungersnot führten dazu, dass die Bauern die Kartoffel statt als Viehfutter nun zur eigenen Sättigung einsetzten.

Heute ist diese Erdfrucht nicht mehr von unserem Speiseplan wegzudenken, denn aus der Kartoffel lassen sich unzählige Varianten wie Salzkartoffeln, Bratkartoffeln, Kartoffelpuffer, Pommes frites, Kartoffelknödel, Kartoffelbrei, Schupfnudeln, Pellkartoffeln, Kartoffelsuppe und vieles mehr spielend herstellen. Viele Menschen glauben aber nach wie vor, dass die Kartoffel ein wahrer Dickmacher ist.

Dabei ist die gesunde Knolle ein wirkliches Wunderwerk der Natur – das ganze Jahr hindurch zu haben, preisgünstig und sehr vielfältig in der Küche einzusetzen. Aber macht jetzt die Kartoffel wirklich dick? Nein!

Tipps aus der Praxis

1 Portion oder 200 g	Energie (kcal)	Fett (g)
Salzkartoffeln ohne Schale	140	–
Kartoffelbrei mit Milch	150	3
Kartoffelknödel	190	–
Kartoffel-Gratin	258	15
Pommes frites	427	24
Kartoffelchips	1.102	70

Die Kartoffel allein macht nicht dick, ganz im Gegenteil! Sie ist ein wahres Eiweißgenie und bietet jede Menge Vitamine und Mineralstoffe. Aber Achtung! Durch die Zubereitung kann das harmlose Feldfrüchtchen zu einer wahren Kalorienbombe mutieren.

Was bedeutet das für Sie, wenn Sie wissen, wie viel Gramm Fett sich in Kartoffelzubereitungen verstecken können?

Jedes Gramm Fett, das Sie sparen können, verstopft Ihre Blutgefäße nicht und ermöglicht eine optimale Sauerstoffversorgung Ihrer Organe und Gehirnzellen. Sie bleiben so richtig fit und können sogar „Altlasten" wieder abbauen.

Reis – das schlanke Korn

Wie wäre es mit einer tollen, gesunden Abwechslung? Reis ist ca. 8000 Jahre alt, braucht ständig nasse Füße und kommt ursprünglich aus Indien und Indonesien.

▶ Mischen Sie Ihren Reis doch mal mit Wildreis. Das schmeckt genial nussig und sieht toll aus, denn das Auge isst ja bekanntlich mit.

▶ Rundkorn- oder Kurzreis eignet sich supergut für Risotto-Gerichte.

▶ Wenn der Duft von Basmatireis durchs Haus zieht, läuft jedem das Wasser im Mund zusammen.

▶ Parboiled Reis ist zwar geschält, aber dennoch ein Kraftpaket, da durch ein spezielles Dampfdruckverfahren die wertvollen Inhaltsstoffe gerettet werden.

▶ Bei braunem oder Naturreis werden nur die äußeren unverdaulichen Spelzen entfernt, auch hier bleiben die Vitalstoffe erhalten.

Wenn Sie mehr Reisvariationen in Ihren Speiseplan einbauen, unterstützen die Mineralstoffe, allen voran das Eisen, das Blut dabei, alle wichtigen Organe mit dem Lebenselixier Sauerstoff zu durchfluten. Sie können aufatmen. Selen und Zink sorgen für ein starkes Immunabwehrsystem und lassen Sie vor Gesundheit nur so strotzen. Reis ist also ein fett- und kalorienarmer Fittmacher.

Der Stoff, aus dem die Brote sind

Bereits 2000 v. Chr. ist in Asien erstmals Brot gebacken worden. Durch die Verwendung verschiedener Getreidearten, Gewürze und Ölsaaten ist bei uns bisher ein Sortiment von mehr als 300 Brotsorten entstanden. Diese Backwaren unterscheiden sich allerdings nicht nur in Geschmack und Aussehen, sondern auch darin, wie Sie unserer Gesundheit zugutekommen. Qualitativ hochwertig sind Backwaren, die aus dem vollen Getreidekorn hergestellt werden.

Machen Sie den Test und verlangen Sie beim nächsten Bäckerbesuch ein Vollkornbrot oder -brötchen. Ich bin gespannt, was man Ihnen anbietet. Fragen Sie nach der Zusammensetzung, lassen Sie sich bestätigen, dass es sich um 100-prozentiges Vollkorn handelt. Sie werden am Verhalten des Verkäufers erkennen, ob Sie bei einem gut ausgebildeten Fachmann gelandet sind.

Wie erkennen Sie aber selbst, um welche Qualität es sich handelt? Vollkornbrot und -brötchen sind meistens kleiner, kompakter und schwerer als die Pseudo-Artgenossen, denn sie enthalten alle Bestandteile des Getreidekorns, sei es als gemahlene, geschrotete oder ganze Körner. Das Getreide enthält die wichtigen Nähr- und Vitalstoffe im idealen Verhältnis. Alles, was hinzugefügt oder weggelassen wird, macht das Backwerk für Sie weniger energetisch. Industriell gefertigte Backmischungen sind oft eine Mixtur aus abgelagertem Mehl, Kleie und anderen Zusatzstoffen, wie zum Beispiel Zuckersirup, der das Brot dunkel einfärbt. Lassen Sie sich kein X für ein U vormachen und verlangen Sie für sich nur das Beste, denn nur damit werden Sie das Rennen gegen die Pfunde langfristig gewinnen.

Nudeln und deutsche Nudelspezialitäten

Am 20. November 2004 wurde die längste Nudel der Welt von Shenjli Chen unter notarieller Aufsicht in Wien hergestellt. In traditioneller Herstellungsweise gelang es ihm, in Handarbeit aus einem Teigstück mit einem Gewicht von 1500 Gramm eine Nudel mit 180 Meter Gesamtlänge zu ziehen, die für 50 Portionen reichte. In Deutschland werden jährlich knapp sieben Kilogramm Nudeln pro Kopf verzehrt, kein Wunder denn mehr als 100 verschiedene Nudelsorten lassen keine Langeweile auf dem Teller aufkommen. Ob Eier- oder Hartweizennudeln ist eine reine Geschmacksentscheidung, denn in normalen Portionsgrößen sind sie „trocken genossen" nie eine Gefahr gewesen. Hier katapultieren wir uns meistens durch die Fleisch- und Soßenbeilagen in die Gefahrenzone. Probieren Sie einfach zur abwechslungsreichen und ausgewogenen Gestaltung unsere Rezepte für Mittag- und Abendessen aus. Nudeln gibt es in vielen unterschiedlichen Zusammensetzungen, Formen und Farben. Machen Sie mit den Vollkornvarianten den Ernährungsalltag zu einer wahren Erlebnistour der Sinne.

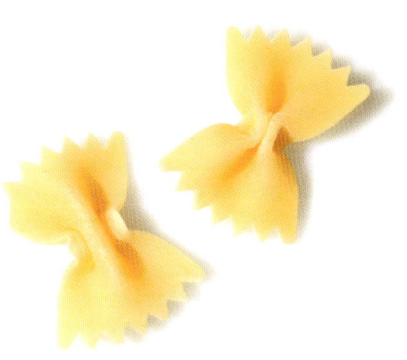

Getreideflocken – für den Powerstart

1894 erfanden die Brüder John Harvey und Will Keith Kellogg die Cornflakes, also die Getreideflocken. Die Brüder waren auf der Suche nach einer gesunden Alternative zum Brot, als ihnen der Zufall zur Hilfe kam. Es blieben gekochte Weizenflocken übrig und trockneten. Nach einer weiteren Behandlung durch Wärme und Pressung sowie unter Zusatz von Zucker und Malz entstanden die ersten Frühstücksalternativen. Der köstliche, süße Geschmack brachte letztendlich den Erfolg – allerdings bei mäßig gesunden Inhaltsstoffen. Das wesentlich gesündere Müsli wurde ab den 40er Jahren bekannt und wer es aß, wurde oft abwertend als Körnerfresser bezeichnet. Heute gehört das Frühstücksmüsli zu einem gesunden Tagesstart und es gibt kaum ein Hotel mehr, das diese gesunde Frühstücksalternative nicht anbietet. In den Supermärkten werden unzählige fertige Müslimischungen angeboten: mit Früchten, Schokolade, Krokant oder zusätzlichen Vitaminen und Mineralstoffen. Figurbewusste und Sportler bevorzugen den Müslistart in den Tag, denn die Cerealien sättigen gut und die enthaltenden Ballaststoffe wirken positiv gegen Leistungstiefs.

Aber Achtung! Fertige Müslimischungen enthalten oft einen hohen Anteil an Fett und Zucker. Deshalb Augen auf und die Zutatenliste genau lesen. In Deutschland müssen die Zutaten in absteigender Reihenfolge aufgelistet sein: Das, was also am meisten enthalten ist, steht oben.

Mischen Sie zu den Getreideflocken dann noch das Obst Ihrer Wahl und peppen Sie das Ganze mit Magermilch oder -joghurt auf.

Aus meiner langjährigen Ernährungsberatungspraxis weiß ich, dass viele Menschen oft ohne Frühstück aus dem Haus gehen und sich diese Portion für den Abend aufheben. Ein verheerender Irrtum! Denken Sie nur an Ihr Auto – wie leistungsfähig ist es mit einem leeren Tank? „Klar", sagen Sie, „ich habe

Tipps aus der Praxis

▶ Suchen Sie sich einen wirklich guten Bäcker, denn dort bekommen Sie ein vollwertiges Brot, fachmännische Beratung und eine riesige Auswahl.

▶ Starten Sie Ihren Tag mit einem leckeren Müsli.

▶ Schneiden Sie Ihr Vollkornbrot in dicke Scheiben.

▶ Mischen Sie unter die „normalen" Nudeln auch mal Vollkornnudeln.

▶ Steigern Sie die Menge der Vollkornvarianten langsam, sonst bekommen Sie Blähungen.

doch Reserven!", aber wie lange reichen die? Unser Gehirn zum Beispiel funktioniert ausschließlich mit Glukose, einem Kohlenhydrat, und diese Reserven sind sehr begrenzt. Das Gehirn arbeitet also auf Sparflamme. Können Sie sich das wirklich für Ihr anspruchsvolles Tagesgeschäft leisten?

So geht es: Genießen Sie zum Frühstück Vollkornbrot oder Müsli und dann waren es nur noch drei Portionen. Zum Mittagessen essen Sie eine Portion Nudeln, Kartoffeln oder Reis ... da waren es nur noch zwei Karten. Aus dem Nachmittagstief holen wir uns mit einer Portion Brot oder gesundem Ge-

bäck leicht wieder raus – und schon war es nur noch eine Portion. Zum Ausklang des Tages genießen wir zum Abendessen eine Portion Brot oder Kartoffeln und alle „braunen" Vorgaben sind schnell und unkompliziert erfüllt.

Entscheiden Sie selbst, denn Gesundheit ist Ihr wertvollstes Gut. Sie haben bereits mehr als die Hälfte für ein neues, leichtes Leben getan. Legen Sie einfach nach jedem Genuss von Brot, Kartoffeln, Reis, Nudeln oder Müsli eine braune Karte zur Seite – ein sehr gutes Gefühl. Nun kann nichts mehr schiefgehen.

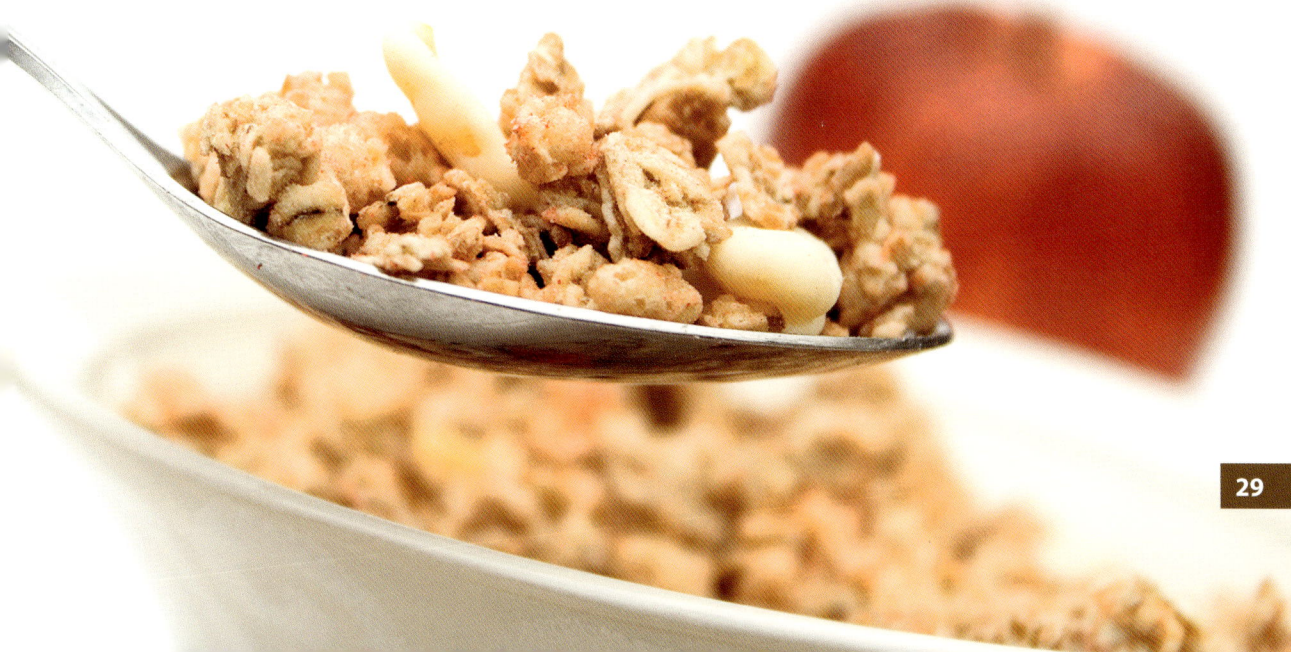

2.4 Rosa Ernährungskarten
Milchprodukte, Fleisch, Fisch, Eier

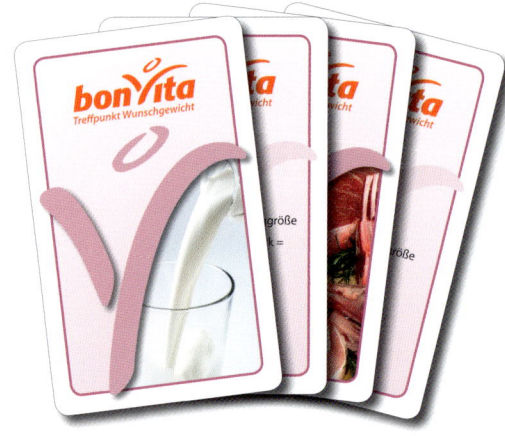

Jetzt nehmen Sie sich bitte aus dem verbleibenden Stapel die vier rosa Karten heraus. Sie werden feststellen, dass drei Milch- und Milchproduktkarten und eine Fisch-, Fleisch-, Wurst- oder Eierkarte für jeden energetischen Tag vorgesehen sind. Diese eiweißreichen Lebensmittel der rosa Erhalterkarten sind ein sehr wichtiges Puzzleteil der gesunden Ernährung. Denn sie enthalten die Basisbausteine für jede der Billionen von Körperzellen – die Aminosäuren.

Unsere Zellen sind aus 20 verschiedenen Aminosäuren in verschiedenen Kombinationen zusammengesetzt, davon sind acht Stück essenziell. Das bedeutet, diese acht sind lebensnotwendig und können vom Körper selbst nicht hergestellt werden. Sie müssen also in ausreichender Menge und Auswahl durch die tägliche Ernährung zugeführt werden. Zwölf Bausteine sind nicht essenzielle Aminosäuren, der Körper kann sie selbst bilden. Acht aus 20 – keine Lotterie, sondern lebenswichtig.

Was haben Lego-Bausteine mit einer intelligenten Ernährung zu tun? Kennen Sie aus Ihrer Kindheit auch das frustrierende Gefühl: Sie haben zum Beispiel ein Haus aus verschiedenen Bausteinen gebaut und kurz vor der Fertigstellung, dem Richtfest, stellen Sie fest, dass kein Stück der begehrten Sorte mehr in der Kiste zu finden ist? Alles umsonst. Entweder blieb Ihr Kunstwerk nun unvollendet oder Sie waren so motiviert, dass Sie in einer anderen Kombination noch mal von vorne angefangen haben, in der Hoffnung, es reichte diesmal. So geht es unserem Körper auch: Er versucht, mit den aus der Nahrung aufgenommenen Bausteinen alle Bedürfnisse zu befriedigen. Je ausgewogener Sie sich ernähren, umso bessere Chancen hat er, das Richtige zu bauen.

Ach du liebes Ei!

Das Ei steht in vielen Mythologien für den Ursprung allen Lebens. Es ist ein richtiges Kraftpaket, denn unter der Schale stecken viele Nährstoffe. Das macht das Ei zu einem wertvollen Lebensmittel mit vielfältigen Einsatzmöglichkeiten beim Kochen – solo oder in Rezepte integriert. Aber aufgepasst! In einem mittelgroßen Ei sind ca. 90 kcal und 7 g Fett versteckt. Darum müssen Sie für ein Ei eine rosa Ernährungskarte weglegen.

Der komplette Entstehungsvorgang eines Eies dauert ca. 24 Stunden, das bedeutet, dass ein Huhn maximal ein Ei pro Tag legen kann. Die Farbe der Schale ist kein Qualitätsmerkmal, sondern durch die Hühnerrasse bestimmt. Die Dotterfarbe wird allerdings durch das Futter beeinflusst. Ungefähr 50 % der Eier in Deutschland werden für den privaten Gebrauch, der Rest für die Lebensmittelherstellung verwendet. Achten Sie auch hier auf die Qualität. Nehmen Sie Hochwertiges! Bei Eiern ist auf jeder Verpackung die Herkunft vermerkt:

0 = Bio-Eier
1 = Freilandhaltung
2 = Bodenhaltung
3 = Käfighaltung

Genießen Sie das Ei im ursprünglichen Sinn und sparen Sie sich so überflüssige Fettkalorien, die Ihren persönlichen Hüftgürtel belasten. Sie werden mit einem tollen Gefühl belohnt.

Wurst und herzhafter Brotbelag

Prinzipiell zählt Wurst, wie alle anderen Lebensmittel, zu einer ausgewogenen Ernährung dazu. Für die Deutschen gehört die Wurst traditionell mit auf den Tisch, denn rund 42 % unseres Fleischkonsums werden durch Wurst und Wurstwaren gedeckt. Durch die Wurstverarbeitung wird Fleisch haltbarer und weitere Bestandteile wie Schwarte, Blut und Innereien können je nach Sorte mitverarbeitet werden. Auch hier kommt es wieder auf die Qualität der Rohstoffe an. Möglichst frisches Fleisch aus Schwein, Rind, Kalb, Lamm, Geflügel, Pferd und Wild wird mit Speck sowie Gewürzen zu einer homogenen Masse verarbeitet. Durch Kochen, Trocknen oder Pökeln wird die Haltbarkeit sichergestellt. Je besser also Basisqualität, Muskelfleisch und geringe Fettzugabe sind, umso gesünder ist das Wursterzeugnis. Oftmals verschätzen wir uns jedoch gerade bei Wurst im Fettgehalt, denn bei Salami schreit jeder: „Achtung Fett!". Bei einer einfachen Fleischwurst dagegen geht die innere Warnlampe gar nicht erst an. Dabei sind in 16 dünnen Scheiben Salami genauso viel Fett enthalten wie in zehn Zentimeter Fleischwurst. Warum reagiert unsere Warnlampe hier nicht richtig? Bei der Salami ist der Fettanteil gut sichtbar, dagegen verschwindet bei der Fleischwurst das Fett in der homogenen Masse.

Je weniger die Leute wissen, wie Würste und Gesetze gemacht werden, desto besser schlafen sie.
(Otto Graf Bismarck)

Also schauen Sie der Fettfalle ins Auge und schneiden zum Beispiel bei gekochtem Schinken den Fettrand ab. Kalter Braten, Schinken, Lachsschinken und Aspikwurst sind magere Varianten, die neben dem Genuss auch dem Wunschgewicht zuträglich sind.

Mit dem Bonvita-Programm gehen Sie auf Nummer sicher, denn Sie haben täglich eine Wurst- oder Fleischkarte für Ihre ausgewogene Ernährung zur Verfügung.

Alles Käse?

Standen Sie auch schon mal an der Käsetheke und dachten darüber nach, welcher Käse wohl besser ist: 30 % F. i.Tr. (Fett in der Trockenmasse) oder 17 % Fett absolut? Wo liegt der Unterschied? Welcher Käse schmeckt besser? Welcher legt sich nicht so auf die Hüften? Der Gesetzgeber schreibt die Angabe „F. i.Tr." vor, weil aus dem Käse während der Lagerung Wasser verdunstet und sich dadurch der Trockenmassengehalt und damit der Fettgehalt erhöht. Grob geschätzt beträgt der absolute Fettanteil etwa die Hälfte des Fettgehalts in der Trockenmasse, sodass wir bei 100 g Käse mit 30 % F. i.Tr. ca. 15 g Fett einkaufen. Und aufgepasst: Die Light-Variante mit 17 % absolut enthält dagegen 17 g Fett pro 100 g Käse.

Käse ist ein besonders guter Kalziumspender und deshalb besonders wichtig als Osteoporose-Prophylaxe. So reichen zum Beispiel zwei Scheiben Emmentaler-Käse für die tägliche gesunde Zufuhr des Mineralstoffs. In Deutschland leiden schätzungsweise sechs bis acht Millionen Menschen an Osteoporose, einer Krankheit, bei der der Körper übermäßig viel Knochensubstanz ab-

Tipps aus der Praxis

▶ Lassen Sie sich nicht von den geschickten Verkaufsargumenten über die teuren Light- und Diätkäsesorten irreführen.

▶ Ist der Fettgehalt in der Trockenmasse (F. i.Tr.) angegeben, dürfen Sie etwa die Hälfte an Fett berechnen: 100 g Käse mit 30 % F. i.Tr. enthält ca. 15 g Fett.

▶ Achtung! Bei 100 g Käse mit 17 % Fett absolut sind auch 17 g Fett drin!

▶ Harzer Roller ist mit 0,5 % F. i.Tr. der absolute Figurhit.

▶ Besser fetteren Käse dünn auf das Brot geben als Light-Käse schichten – das spart Fettkalorien und schont die Geldbörse.

Mit all diesen Tipps sind Sie in der Lage, die maximale gesunde Fettmenge von 60 g pro Tag besser zu kalkulieren und zu kontrollieren. Damit erhalten Sie Ihr Wunschgewicht und sparen eine Menge unnötiger Kalorien.

baut. Besonders betroffen sind Frauen, aber zunehmend auch immer mehr Männer. Was aber passiert, wenn Sie täglich nicht genügend Kalzium zu sich nehmen? Die Auswirkungen dieser Krankheit sind vermehrt Oberschenkelhalsbrüche, Rundrücken, starke Schmerzen im Brustwirbelbereich, um nur die Wichtigsten zu nennen. Sorgen Sie vor und Ihre Knochen werden Sie bis ins hohe Alter sicher tragen, Sie bleiben unternehmungslustig und gelenkig mit starken Knochen in einem gesunden Körper.

Fleisch – ein Stück Lebenskraft?!

Nach dem Milcheiweiß hat das Eiweiß aus Fleisch eine hohe Qualität, weil es dem menschlichen Eiweiß sehr ähnlich ist. Aber Vorsicht: Fast immer ist mit Fleisch auch Fett verbunden. Natürlich dürfen Sie weiterhin Ihr Stück Fleisch genießen, aber sehen Sie es als etwas Besonderes an. Denn wie war es früher? Gab es jeden Tag Fleischgerichte? Wechseln Sie mit Fisch- und Eiergerichten ab, so sind Sie auf der sicheren Seite. Und bringen Sie Abwechslung in Ihre Garmethoden.

Grillen ist zum Beispiel die älteste Methode, Fleisch zuzubereiten. Dabei kann so ein Grillabend eine richtige (Kalorien-)Bombe werden, denn Fleisch und Wurstwaren stehen ganz oben auf der Grill-Hitliste.

Tipps aus der Praxis

▶ Magere Fleischsorten wie Geflügel, Schwein, Rind oder Lamm wählen.

▶ Leckere Spieße mit viel Gemüse sehen toll aus und bieten Abwechslung.

▶ Leichte Joghurt-Dressings und Quark-Kräuter-Dips ergänzen das Buffet auf gesunde Weise.

▶ Alkohol hat viele Kalorien, deshalb Weinschorle oder Wasser einplanen.

▶ Vollkornbaguette statt Weißbrot.

▶ Den Teller mit leichten Salaten füllen, so werden die Kalorienbomben von ihrem Stammplatz verdrängt.

Was passiert, wenn Sie bei Grillfesten so richtig zuschlagen? Sie fühlen sich voll, träge und die Waage zeigt am nächsten Tag mit Sicherheit nicht das an, was Sie sehen möchten. Genießen Sie dagegen das Grillfest mit unseren Tipps, sind Sie fit, voller Tatendrang und können viel als unterhaltsamer Gast (denn der Mund ist nicht ständig voll) zum Gelingen des Festes beitragen.

Fast Food – der schnelle Spaß zwischendurch?

Wer Spaß an der Fast-Food-Kultur hat, sollte sich schlau machen, welche Mahlzeit empfehlenswerter ist. Der kleine Hunger lässt sich heute zwar schnell und unkompliziert an beinahe jeder Straßenecke stillen, aber macht uns dieses Essen wirklich dynamisch und leistungsfähig? Ist es das Geld wert? Esse ich wirklich mit Genuss? Bin ich danach beschwingt, heiter und locker?

Kennen Sie Schmugeld? Dieses Geld hat Frau oder Mann sich heimlich verdient oder auf die Seite gelegt, um sich damit etwas ganz Besonderes zu leisten. Jetzt stellen Sie sich einmal vor, die Evolution hat für Sie täglich ca. 2000 Eurokalorien zur Verfügung gestellt. Verbrauchen Sie mehr, bekommen Sie Schulden in Form von trägen, ungesunden, sichtbaren Fettpolstern, der Kummerpanzer wächst. Kennen Sie das auch? Manchmal stapeln sich Einladungen und Feiern – in einer Woche gleich drei oder vier? Sie essen und trinken, bewegen sich wenig und am Ende der Woche kneift die Hose entsetzlich, denn leider haben Sie viel zu viel gegessen.

Im wirklichen Leben ist es deshalb an speziellen Tagen oder zu besonderen Anlässen fast unumgänglich, diese „Schulden" zu machen. Wie kann ich jetzt aber langfristig verhindern, dass der Schuldenberg von Tag zu Tag wächst, dass man fast unmerklich pro Jahr um eine Kleidergröße zulegt?

Mein Tipp: Arbeiten Sie ab sofort mit Schmugeld! Sparen Sie an einem Tag der Woche einige Eurokalorien ein und gönnen Sie sich dafür etwas Besonderes. Mit diesen

Tipps aus der Praxis

1 Portion oder 200 g	Energie (kcal)	Fett (g)
Croissant (2 Stück)	468	9,7
Hamburger	254	8,8
Salat mit Ei und Schinken	149	8,6
Pommes (100 g)	321	16,6
Currywurst mit Ketchup	570	49,0
Leberkäse mit Brötchen	600	47,0
Gyros-Sandwich	700	51,0

sauer verdienten Eurokalorien sollten Sie so effizient umgehen wie mit Ihrem Einkommen. Oder kämen Sie auf die Idee, sich von Ihrem Ersparten etwas zu kaufen, was Ihnen gar nicht gefällt, was Sie in Gefahr bringt, Sie unglücklich macht oder Sie auf ganzer Linie lahm legt? Ab und zu sind solche Snacks mal drin, aber bedenken Sie, jede einseitige Ernährung ist nicht gesundheitsfördernd. Da vor allem der Mineralstoff- und Vitamingehalt zu gering ist und Ihr Fettkonto zu sehr belastet wird, sollten Sie einen Ausgleich mit fettarmen Milchprodukten und/oder frischem Obst und Gemüse schaffen.

Welchen Profit für ein leistungsfähiges Leben haben Sie, wenn Sie alle Bausteine zur Zellaufbau oder -erneuerung bekommen? Sie beschleunigen Ihren Stoffwechsel und wenden den Abbau von wertvollem Muskelgewebe sicher ab. Sie fühlen sich gesund und sind auf natürliche Weise voll leistungsfähig.

So geht es: Egal, welche Rezeptkombination Sie aus diesem Buch wählen, bei uns liegen Sie richtig, wenn Sie am Ende des Tages alle vier rosa Karten zur Seite legen konnten. Dann haben Sie alle wertvollen Aminosäurenbausteine intelligent kombiniert.

Sie werden begeistert sein über die Energie und den Tatendrang, mit dem Sie ab sofort jedes Tagestief spielerisch meistern.

> ## Tipps aus der Praxis
>
> ▶ Eiweiß (Protein) essen Sie mit Fleisch-, Fisch-, Eier-, Milch- und pflanzlichen Produkten.
>
> ▶ Jede Lebensmittelgruppe hat eine andere biologische Wertigkeit, d. h. auf Platz 1 der Hitliste liegt Milcheiweiß, gefolgt von Fleisch- und pflanzlichen Eiweiß.
>
> ▶ Werden diese Gruppen geschickt kombiniert, bekommen Sie auf jeden Fall alle Bausteine für einen gesunden Zellstoffwechsel.

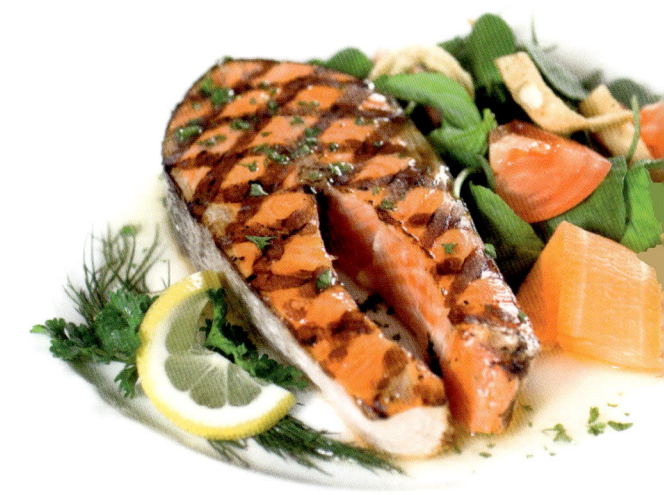

2.5 Gelbe Ernährungskarten

Zubereitungs- und Streichfett

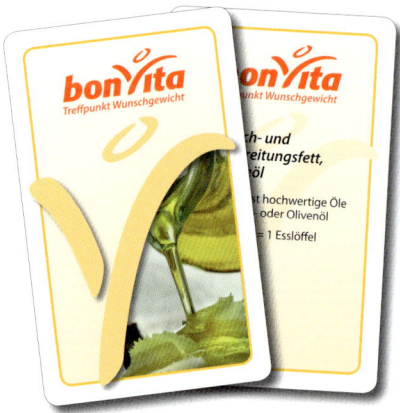

Jetzt nehmen Sie sich bitte aus dem unverwendeten Stapel die zwei gelben Karten heraus. Sie werden feststellen, dass Sie täglich zwei pure Portionen Streich- und Zubereitungsfett zur Verfügung haben. Das erscheint bei einer Tagesmenge von insgesamt 60 Gramm erstmal sehr wenig, aber es ist absolut ausreichend. Denn in vielen Lebensmitteln wie Fleisch, Fisch, Eiern, Milch, Nüssen und Samen ist von Natur aus schon einiges an Fett enthalten. In unseren Rezepten finden Sie diese zusätzlichen Fettzugaben in der Mittags- und Abendmahlzeit wieder.

Cholesterin lebensnotwendig und gefährlich

„Ihr Cholesterinspiegel ist zu hoch", stellt Ihr Arzt fest. Und das muss geändert werden. Warum? Was ist Cholesterin überhaupt? Der Name stammt aus dem Griechischen: chole – Galle und stereos – fest. Das fettähnliche Molekül kommt nahezu in allen Geweben des Körpers vor und ist unverzichtbar bei vielen Stoffwechselvorgängen. Der menschliche Körper produziert selbst eine ausreichende Menge, zusätzlich werden aber über tierische Lebensmittel zum Teil große Mengen Cholesterin aufgenommen.

Tipps aus der Praxis

Man unterscheidet

▶ zwischen tierischem Fett (zum Beispiel Butter, Schmalz) und pflanzlichem Fett (Margarine, Öle).

▶ zwischen sichtbarem (Öl) und versteckten Fett (in der Wurst).

▶ zwischen gesättigten, einfach ungesättigten und mehrfach ungesättigten Fettsäuren.

▶ Bevorzugen Sie, nach neuesten wissenschaftlichen Erkenntnissen, Fette mit einem hohen Anteil an einfach ungesättigten Fettsäuren.

▶ Rapsöl und Olivenöl führen mit großem Abstand die Hitliste der gesunden Öle an.

Wo liegt jetzt Ihr Gewinn, wenn Sie nicht nur auf die richtige Menge sondern auch auf die Fettqualität in der täglichen Ernährung achten? Sie haben große Chancen, zusätzlich den Cholesterinspiegel wieder ins Lot zu bringen. Ihre Blutgefäße bleiben oder werden wieder elastisch und versorgen Ihren Körper mit allen notwendigen Stoffen. Sie unterstützen Ihren Stoffwechsel bei seinen wichtigen Stoffwechsel- und Hormonaufgaben mit den besten Baustoffen. Sie essen sich gesund. Lebensgefährlichen Herz-Kreislauf-Erkrankungen können Sie so ein Schnippchen schlagen und bleiben Ihr Leben lang fit.

So geht es: Verwenden Sie die zwei Portionen (Karten) Streich- und Zubereitungsfette nur dort, wo sie wirklich gewinnbringend den Geschmack begünstigen. Suchen Sie Alternativen, zum Beispiel Senf, geriebenen Meerrettich oder Tomatenmark, anstelle von Streichfett unter Herzhaftem. Viele süße Brotaufstriche werden kulinarische Highlights mit Quark oder Frischkäse. Lassen Sie sich von unseren Rezepten zu einem leichteren Leben inspirieren.

Wenn Sie die energetischen Bausteine ausschließlich für einen maßvollen Genuss einsetzen, werden Sie Ihr Wunschgewicht problemlos jahrelang halten und die bewundernden Blicke anderer genießen.

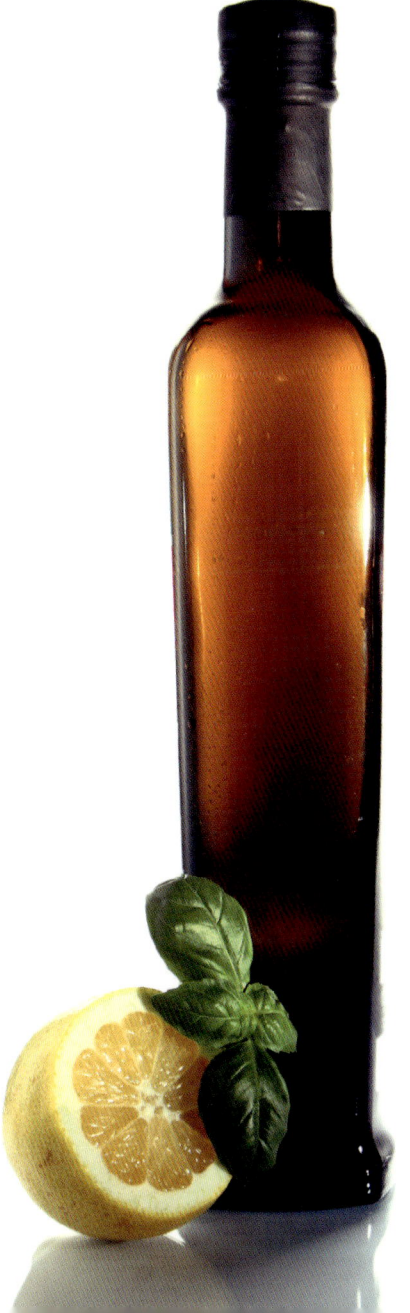

2.6 Rote Ernährungskarte

Extras

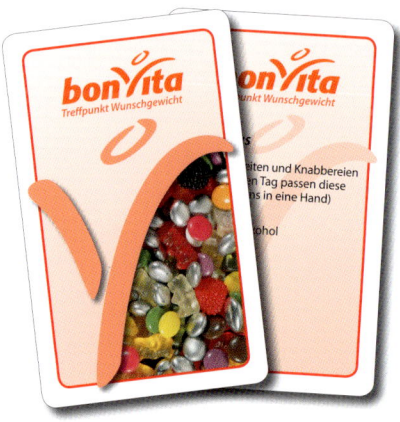

Wir sind am Ende unserer Ernährungsentdeckungsreise angekommen und jetzt ziehen wir die rote (Zusatz-)Karte. Diese Karte ist eine Option – kein Muss. Hier verstecken sich Süßigkeiten oder Knabbereien, die maximal eine Handvoll ergeben dürfen. Alternativ können Sie für diese Karte auch ein Glas Alkohol berechnen. Haben Sie einen Führerschein? Unsere Ampelanlagen sind mit den Farben grün, gelb und rot ausgestattet. Was kann passieren, wenn Sie mit dem Auto über eine rote Ampel fahren? Sie können Glück haben und es passiert bei einmaliger „roter Straftat" nichts. Missachten Sie das rote Signal im Übermaß, sind gravierende Konsequenzen die Folge. In der Ernährung werden solche „Verstöße" nicht mit einem Führerscheinentzug oder mit Gefängnis geahndet, aber vielleicht mit einem unangenehmen Waschbärbauch, der Ihnen eventuell die Lust am Leben mindert.

Leere Kalorien – gibt es das?

Ein Grund für Übergewicht ist in vielen Fällen unser süßer Zahn. Das hat die Evolution auch bestens eingerichtet. Denn wie war es, als unsere Vorfahren durch die Wälder streiften und nach etwas Essbarem suchten? Ein fast immer sicherer Beweis für lebenserhaltende Nahrungsmittel war die Geschmacksrichtung „süß". Verspürte der Vorkoster der

Sippe allerdings „bitter", endete dieses Experiment oft schmerzhaft oder gar tödlich. Schon zum Anfang allen Lebens, als Säugling, erfahren wir durch die Muttermilch: Süß ist gut.

Süßigkeiten füllen heute in den Supermärkten meterlange Regale und alles ist immer in greifbarer Nähe. Das war vor 40 Jahren noch ganz anders. Kennen Sie es auch noch? Wasser aus der Leitung zum Durstlöschen, Pausenbrote, die auch wirklich aus Brot bestanden, Obst als Zwischenmahlzeit. Süßigkeiten gab es nur in kleiner Menge und nur zu besonderen Anlässen wie zu Weihnachten und zu Ostern.

Was sind denn jetzt „leere Kalorien"? Zu dieser Gruppe zählen Lebensmittel, die keine oder nur wenige lebensnotwendige Vitalstoffe wie Vitamine, Mineralstoffe oder Spurenelemente besitzen. Das sind vor allem Zucker und Alkohol. Durchschnittlich isst jeder Deutsche pro Jahr 34,3 Kilogrammm oder 64.200 Kalorien zu viel Zucker, das ist fast die doppelte Menge, die empfohlen wird. „So viel Zucker esse ich nicht", werden Sie sagen. Aber vergessen Sie dabei bitte nicht die versteckten Zuckerarten in Getränken, Backwaren, Fertigprodukten und Süßigkeiten. Die meisten süßen Snacks enthalten als Hauptbestandteil Zucker. Das erkennen Sie an der Zutatenliste, denn Zucker steht dort an erster Stelle.

Schokolade – Lust oder Frust?

Schokolade besteht hauptsächlich aus Fett und Zucker und schmilzt sagenhaft auf der Zunge. Schokolade tröstet, belohnt und vertreibt an schlechten Tagen die „akute Phase". Und warum ist das so? Es liegt an der Zusammensetzung: Kakao, Kakaobutter, Zucker und die darin enthaltenden koffeinähnlichen Stoffen. Theobromin ist dem Koffein chemisch verwandt, erweitert die Herzkranzgefäße, wirkt anregend und stimmungsfördernd. Liegt aber schließlich die geleerte Verpackung vor einem auf dem Tisch, schleicht sich automatisch das schlechte Gewissen ein. Denn zu viel Schokolade setzt sich in Form von Kummerspeck sichtbar ab.

Genießen Sie Ihre Schokolade, aber am besten eine Sorte mit einem möglichst hohen Kakaoanteil von über 70 %. Dieser dunkle Seelentröster beeinflusst den Blutzuckerspiegel nicht so stark und es gelingt Ihnen besser, die Situation unter Kontrolle zu halten. Es gibt einige Hersteller, die diese Schokolade gleich in verpackten kleinen Täfelchen anbieten. Holen Sie sich ein oder zwei Stück davon und schon ist die Seele zufrieden und verlangt nicht nach mehr. In bestimmen Stresssituationen kann auch eine Tasse Kaffee oder Tee helfen, probieren Sie es einfach aus.

Sind Sie eher ein Abend-Schleckermäulchen? Dann testen Sie doch einmal folgende Tipps: Putzen Sie direkt nach dem Abendessen und vor dem Naschen die Zähne, kauen Sie zuckerfreien Kaugummi, „verlassen" Sie die Gefahrenzone, gehen Sie raus, bewegen Sie sich an der frischen Lust, treffen Sie sich mit Freunden.

Tipps aus der Praxis

- ▶ Kaufen Sie Süßes erst gar nicht ein.

- ▶ Kaufen Sie keine „preiswerten" Familienpackungen.

- ▶ Genießen Sie kleine Mengen Süßes ganz bewusst ohne schlechtes Gewissen.

- ▶ Der Verzehr von etwas Schokolade ist in Ordnung, aber nur, wenn das persönliches Fett- und Kaloriensoll noch nicht erfüllt sind, sonst heißt es: abarbeiten – am besten an der frischen Luft, denn auch das macht gute Laune.

So geht es: Verwenden Sie die rote Karte bewusst und ohne schlechtes Gewissen – als etwas Besonderes und nicht unbedingt jeden Tag. Beliebte Extras, die kein Fett enthalten, sind zum Beispiel Russisch Brot, Magenbrot, Salzstangen und Gummibärchen. Diese Snacks sind allerdings nicht ungefährlich, da sie zwar wenig Fett enthalten, aber hauptsächlich aus versteckten Zuckerarten bestehen. Achten Sie besonders auf die Endungen „ose" oder „it" wie Maltose, Laktose, Fruktose, Sorbit, Mannit, Maltit und auf Glukosesirup, denn dahinter verstecken sich oft andere Zuckerarten oder Zuckeraustauschstoffe mit vielen „leeren" und belastenden Kalorien.

Wenn Sie die rote Karte sparsam und gezielt einsetzen, werden Sie vor Energie nur so sprühen. Sie haben einen konstanteren Blutzuckerspiegel, Ihre Bauchspeicheldrüse funktioniert effizient bis ins hohe Alter und Sie sind leistungsfähiger. Erleben Sie das gute Gefühl!

Raten Sie doch mal, wie viele Schokostücke den Energieverbrauch zunichte machen können, den Sie durch unten stehende sportliche Übungen erzielen.

Sportarten	Schokostücke
10 Min. Treppen steigen	_____
10 Min. Aerobic	_____
10 Min. Seil springen	_____
15 Min. gehen (4,5 km/h)	_____
20 Min. leichte Gymnastik	_____
25 Min. laufen (12 km/h)	_____
30 Min. Rad fahren (15 km/h)	_____
30 Min. Federball spielen	_____
30 Min. Walzer tanzen	_____
60 Min. schwimmen	_____
Summe	**56 Schokostücke**

Auflösung: 3, 4, 6, 2, 2, 10, 7, 5, 6, 11

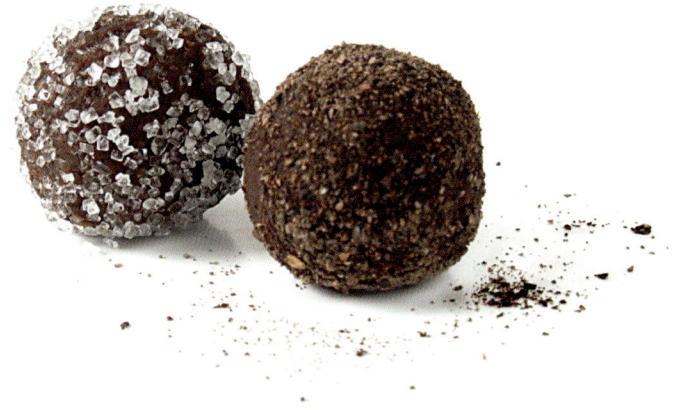

2.7 Violette Bewegungskarte
Eine halbe Stunde für Ihre Gesundheit

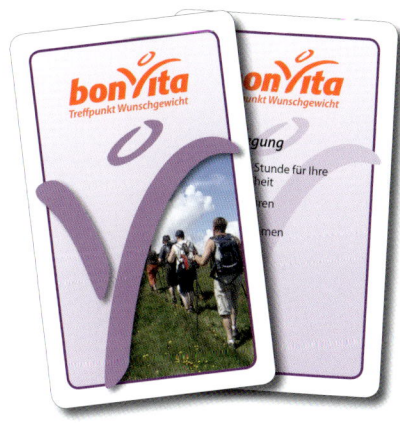

Nun sind wir wirklich bei der letzten Karte, der violetten Bewegungskarte, angekommen. Nutzen Sie die Farbwirkung: erhebend, befreiend, fantasieanregend, inspirierend und motivierend. Durch mehr Bewegung im täglichen Leben erlangen wir spielerisch Gelassenheit, Ruhe, Entspannung und Selbstsicherheit. Gönnen Sie Ihrer Gesundheit täglich diese halbe Stunde Bewegung, denn bei gezielter Bewegung verschwindet das Fett und der Muskel wächst.

Meine Teilnehmerinnen und Teilnehmer, die große Gewichtsabnahmen geschafft haben, berichten von einer völlig neuen Lebensqualität, davon, dass sie Bäume ausreißen können, von einer unglaublichen Power und Unternehmungslust. Viele Ledergürtel oder Uhrenarmbänder sind Zeugen der verlorenen Pfunde. Sogar Schuhe konnten sie sich eine Nummer kleiner kaufen. Die strahlenden Augen dieser Teilnehmer, die ihre Kleidung nun mit viel Freude auswählen und figurbetont tragen können, haben eine Ausdruckskraft, die ansteckend ist. Je nach Dauer und Menge des Übergewichts, der Bindegewebsfestigkeit und sportlicher Aktivitäten in der Vergangenheit lässt der Anblick des eigenen Körpers nach einer Gewichtsreduktion jedoch noch einige Wünsche offen. Regelmäßige Bewegung ist zum Erhalten des Wunschgewichts unerläss-

lich und hilft natürlich dabei, den Körper gezielt zu straffen. Bei *Bonvita Treffpunkt Wunschgewicht* gibt es einen Spruch, den Sie vielleicht kennen: Jeder Gang macht schlank. Nutzen Sie deshalb jede Möglichkeit, Kalorien über die Bewegung zu verbrauchen.

Hier noch eine wahre Geschichte, die unter die Haut geht: In jedem unserer fast 600 Kurse in Deutschland wird unter anderem auch forciert, über wöchentliche Erfolgserlebnisse zu berichten. Während eines dieser Treffen im August 2001 erzählte eine Teilnehmerin, sie sei am Wochenende schwimmen gewesen. „Na ja", dachte ich, „was steckt dahinter?" Ich fragte sie, ob sie denn früher, als sie noch zu viele Pfunde mit sich rumschleppte, nicht im Wasser gewesen sei. Sie sagte ja. Aber seit mehr als 20 Jahren sei sie immer nur die Strecke zwischen Badeseestrand und Holzfloß geschwommen und hätte sich dann zum Ausruhen an den Rand des Floßes gehängt. Dabei hatte sie die Füße der anderen Badegäste, die auf dem Floß standen, immer direkt vor ihrer Nase. Sie beobachtete das Treiben immer von unten. Aber dieses Mal gehörte sie zu denjenigen, die oben auf dem Floß standen, oben bei den Siegern. Seit mehr als 20 Jahren hatte sie diese „Demütigung" ertragen. Aber jetzt, durch die gelungene Gewichtsreduktion in Verbindung mit regelmäßiger Bewegung, hatte sie es aus eigener Kraft auf das Floß geschafft und stand bei den Gewinnern.

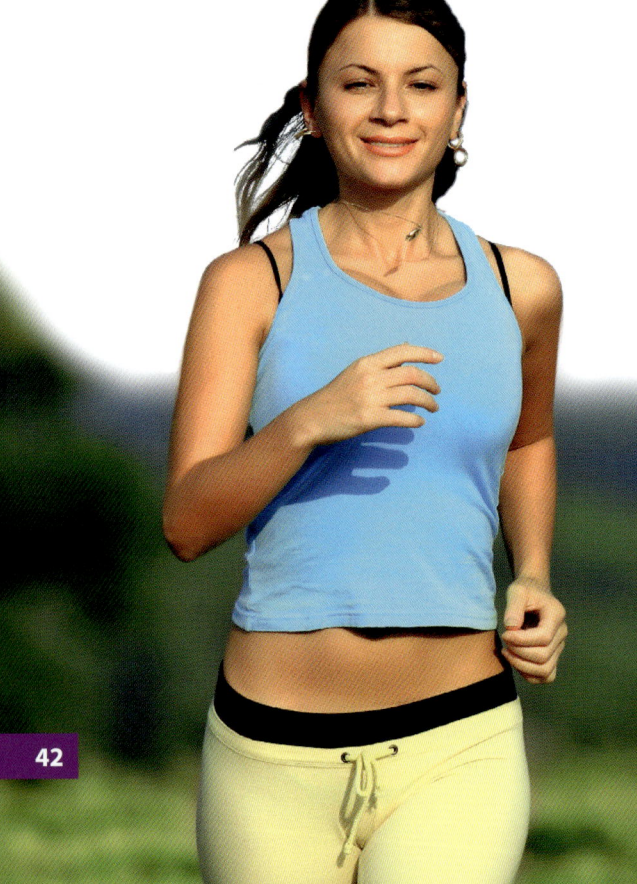

So geht es: Nach jeder halben Stunde gleichmäßiger Bewegung dürfen Sie die violette Karte als vernichtet ansehen. Sollten Sie die violette Karte nicht in Ihrem Tagesplan unterbringen können, wäre es konsequent, auch die rote Karte unbenutzt an diesem Tag abzulegen.

Was haben Sie davon, wenn Sie unbemerkt kleine Muskelübungen mit regelmäßigen Arbeiten kombinieren und sich stets eine halbe Stunde dafür freihalten? Die Bewegung wird zur Routine und gehört fortan zu Ihrem Tagesablauf. Das Gewebe strafft und formt sich, Sie können auf Ihre Figur und Ihr Durchhaltevermögen stolz sein und das gute Körpergefühl stellt sich dabei ganz von allein ein.

Setzen Sie die Ernährungskarten konsequent ein! Nach ungefähr zwei Wochen wissen Sie automatisch, wo es lang geht. Es gibt keine Zauberformel.

Denn was passiert, wenn Sie täglich mehr Kalorien essen als Sie verbrauchen? Sie nehmen zu. Essen Sie täglich hingegen weniger Kalorien als Sie verbrauchen, nehmen Sie ab. Und wenn Sie täglich genauso viele Kalorien zu sich nehmen wie sie verbrauchen, halten Sie Ihr individuelles Wunschgewicht dauerhaft.

Was haben Sie also davon, wenn Sie ab sofort jeden Abend einen positiven Karten-Check machen können? Sie ernähren sich gesund und ausgewogen, bewegen sich ausreichend und bestimmen damit über Ihre Lebensqualität. Das alles mit dem Alltag zu vereinbaren, ist für viele Menschen ein Balanceakt der besonderen Art. Aber mit uns können Sie es (karten-)spielerisch steuern.

Beginnen Sie jetzt, wählen Sie Ihre Lieblingsrezepte aus dem nächsten Kapitel aus und kombinieren Sie sie auf individuelle Weise. Sie werden sehen, die Karten gehen auf!

Tipps aus der Praxis

▶ Jeden Tag putzen wir zweimal die Zähne, das sind rund zehn Minuten „sinnloses Rumstehen". Wippen Sie dabei einfach mit leicht angewinkelten Beinen hin und her.

▶ Beim Autofahren können Sie das Lenkrad drücken – Ihre Brustmuskeln werden es Ihnen danken.

▶ Beim Bügeln oder bei ähnlichen stehenden Tätigkeiten können Sie durch das Zusammenschlagen der Fersen Ihre Pomuskeln formen.

▶ Morgens im Bett „Rad zu fahren" bringt nicht nur die Beinmuskeln, sondern auch den Kreislauf in Schwung.

▶ Beckenbodenmuskeln lassen sich unbemerkt beim Geschirrspülen, Warten etc. trainieren.

▶ Drei- bis siebenmal wöchentlich mindestens eine halbe Stunde zügig spazieren gehen, Rad fahren, walken, schwimmen, skaten oder joggen macht gute Laune und bringt Ausdauer.

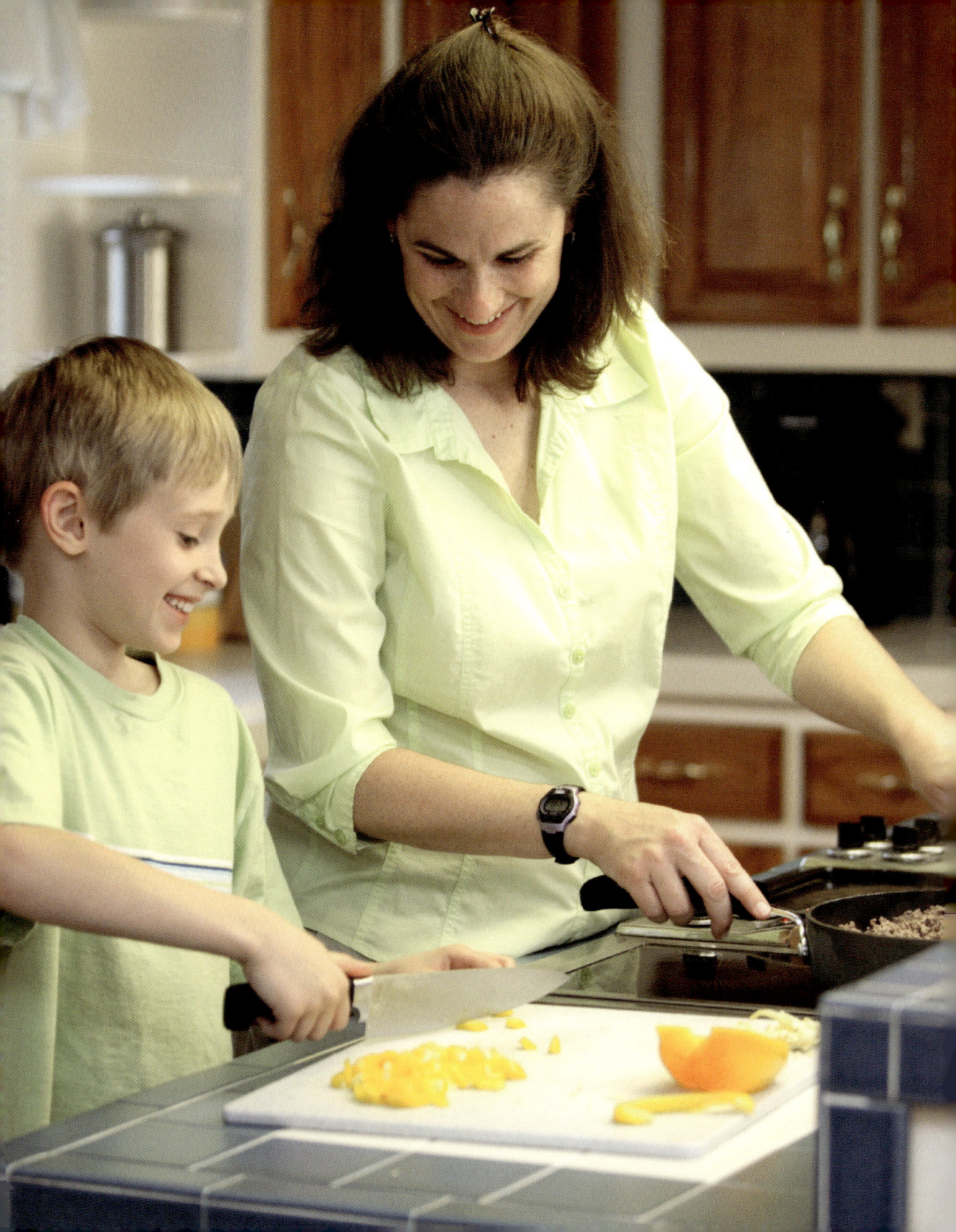

3. Rezepte für eine ausgewogene Ernährung

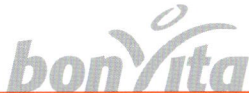

3.1 Vor dem Start

Wichtige Informationen und Tipps

Das Handmaß

Bei uns gilt das sogenannte Handmaß. Was ist das? Ihre Hände haben Sie immer dabei. Sie sind so individuell wie Ihre tägliche Lebensmittelmenge. Deshalb ergibt sich automatisch für Kinder eine kleinere Portion, Frauen werden mit mittelgroßen Portionen ausreichend versorgt und starke Männer haben, bedingt durch ihre Hände, entsprechend große Portionen zur Verfügung. Das hat die Natur richtig bewährt eingerichtet. Wir von Bonvita halten uns streng an die Empfehlungen der renommierten Ernährungsdienste. So bedeutet das Handmaß für eine Portion:

▶ Gemüse und Beilagen: zwei Handvoll, zur Schale gehalten

▶ ein Stück bzw. eine Handvoll Obst

▶ Brot oder Fisch: Handflächengröße (inklusive der Finger)

▶ Fleisch: Handtellergröße

Die Rezepte sind jeweils **für eine Person** berechnet. Wenn Sie die ganze Familie in Ihren gesunden Speiseplan miteinbeziehen möchten: Zutatenmenge einfach vervielfachen.

Die Mengen- und Fettangaben sind durch unsere Ernährungswissenschaftlerin exakt berechnet. Falls Sie einzelne Lebensmittel austauschen möchten, bedenken Sie bitte, dass Lebensmittel mit höherem Fettgehalt oder in größeren Mengen Auswirkungen auf Ihr Wunschgewicht haben können.

Die individuelle Tagesplanung gestalten Sie nach Ihren persönlichen Bedürfnissen. Das bedeutet für Sie, Sie können das Frühstücksrezept und die Rezepte für Zwischenmahlzeit, Mittagessen und Abendessen individuell zusammenstellen.

Die Ideen für die Zwischenmahlzeiten sollen kein starres Gerüst sein, denn Sie können auch innerhalb eines Tages die einzelnen Karten nach Belieben mischen.

Eigene Rezepte oder weitere Ideen, die sich in das Programm integrieren lassen, haben Sie in großer Auswahl im Kopf. Nur Mut, kombinieren Sie!

Weitere Zutaten wie Gewürze, Kräuter und sonstige Zutaten, zum Beispiel Marmelade in „normaler" Menge, finden Sie nicht auf unseren Karten. Denn diese „Kleinigkeiten" gehören bei solch einer gesunden und ausgewogenen Ernährung selbstverständlich dazu.

3.2 Das Frühstück

Der optimale Start in den Tag

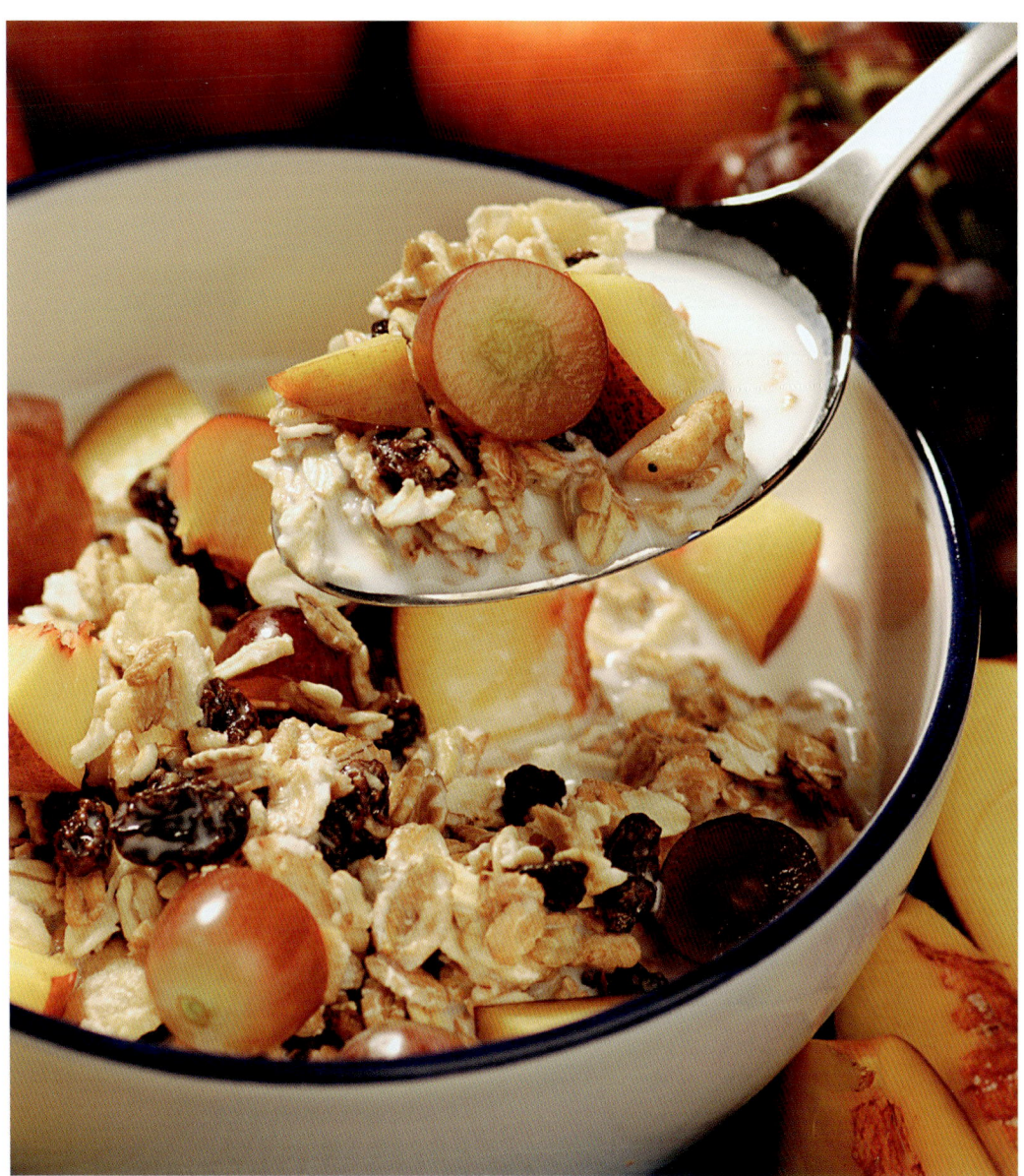

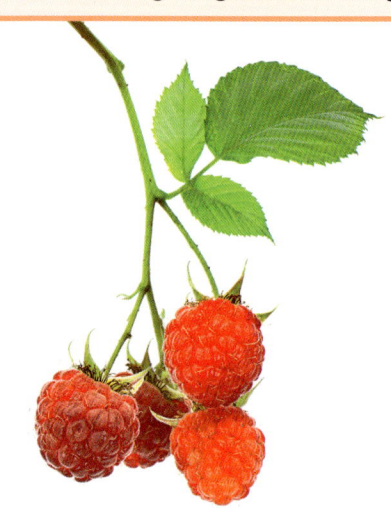

Knackiges Himbeermüsli

Zutaten:

150 g frische oder tiefgekühlte Himbeeren

45 g Vollkornhaferflocken

15 g Sonnenblumenkerne

150 g fettarmer Joghurt (1,5 % Fett)

gemahlener Zimt

1 TL flüssiger Honig

Zubereitung:

Frische Himbeeren verlesen oder tiefgekühlte Früchte auftauen lassen. Vollkornhaferflocken mit den Sonnenblumenkernen mischen. Alles unter den Joghurt rühren. Mit Zimt und Honig abschmecken.

Nährwerte:

398 kcal

14,3 g Eiweiß

54,1 g Kohlenhydrate

13,7 g Fett

4,5 BE

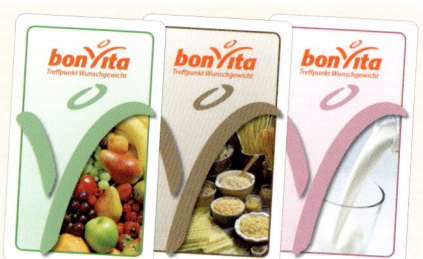

Fruchtiger Müsliquark

Zutaten:

1/2 Birne
1/2 Apfel
150 g Magerquark
Mineralwasser
flüssiger Süßstoff
40 g zuckerfreies Müsli

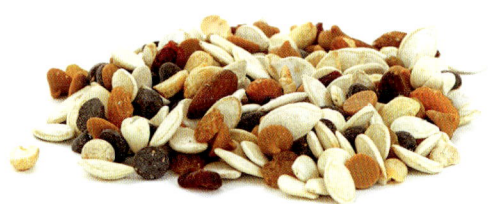

Zubereitung:

Das Obst entkernen, in Scheiben bzw. Würfel schneiden. Magerquark mit etwas Mineral-wasser glatt rühren und mit wenig Süßstoff abschmecken. Müsli und Obst unter den Quark rühren.

Nährwerte:

395 kcal
25,3 g Eiweiß
59,9 g Kohlenhydrate
4,2 g Fett
5,0 BE

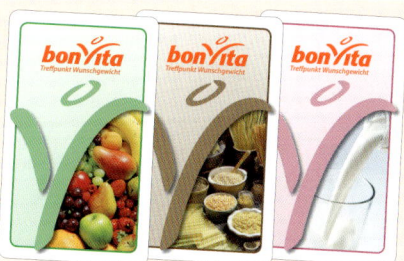

Frühstücks-Triole

Zutaten:

150 g fettarmer Joghurt (1,5 % Fett)

2 TL flüssiger Honig

150 g Heidelbeeren

evtl. etwas Streusüße

55 g zuckerfreies Müsli

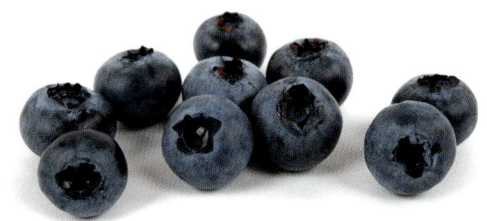

Zubereitung:

Joghurt mit Honig cremig rühren. Heidelbeeren verlesen, eventuell halbieren und nach Belieben mit etwas Streusüße mischen. Müsli, Joghurt und Heidelbeeren in mehreren Schichten in ein Glas füllen, mit einer Fruchtschicht abschließen.

Nährwerte:

382 kcal

12,8 g Eiweiß

62,4 g Kohlenhydrate

7,6 g Fett

5,2 BE

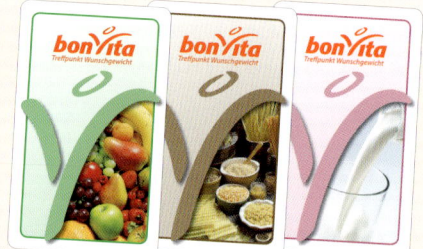

Herbstliches Hirsefrühstück

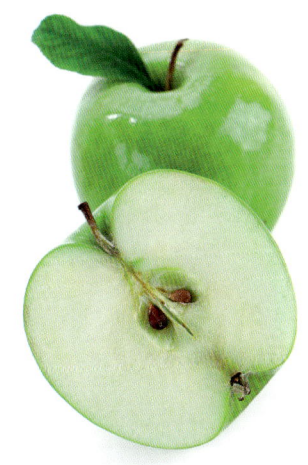

Zutaten:

40 g Hirse

1 kleiner säuerlicher Apfel

2 Pflaumen

175 ml fettarme Milch (1,5 % Fett)

15 g gehackte Mandeln

gemahlener Zimt

Zubereitung:

Die Hirse nach Packungsangabe zubereiten. Apfel schälen, entkernen. Pflaumen waschen, entsteinen. Apfel und Pflaumen in Stücke schneiden. Das Obst unter die Hirse heben, mit der Milch auffüllen und bei kleiner Hitze etwa 5–10 Minuten köcheln lassen. Die Mandeln unterheben und mit Zimt abschmecken.

Nährwerte:

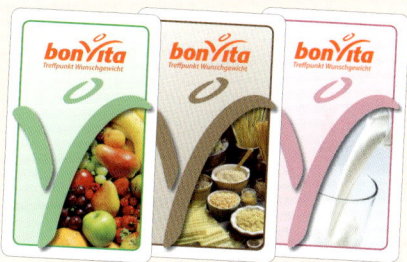

398 kcal

13,1 g Eiweiß

54,9 g Kohlenhydrate

13,6 g Fett

4,6 BE

Milchreis mit frischen Himbeeren

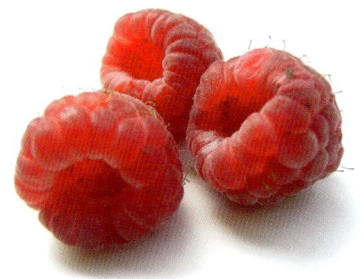

Zutaten:

50 g Milchreis, Salz

200 ml fettarme Milch (1,5 % Fett)

2 TL flüssiger Honig

gemahlener Zimt

150 g frische Himbeeren

Zubereitung:

In einem Topf etwa 60 ml Wasser erhitzen, Milchreis mit 1 Prise Salz zugeben. Zugedeckt aufkochen lassen und dann bei kleiner Hitze in 15 Minuten weich kochen. Milch und Honig hinzufügen und einkochen lassen. Den Milchreis mit Zimt bestreuen. Himbeeren verlesen und dazu reichen.

Nährwerte:

378 kcal

13,4 g Eiweiß

68,2 g Kohlenhydrate

4,0 g Fett

5,7 BE

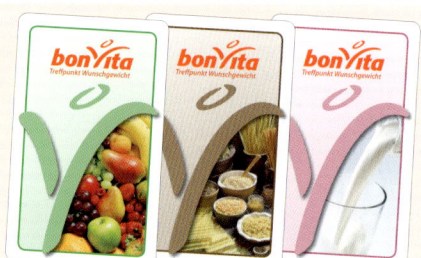

Saftiger Reis mit Birnenkompott und Joghurtsoße

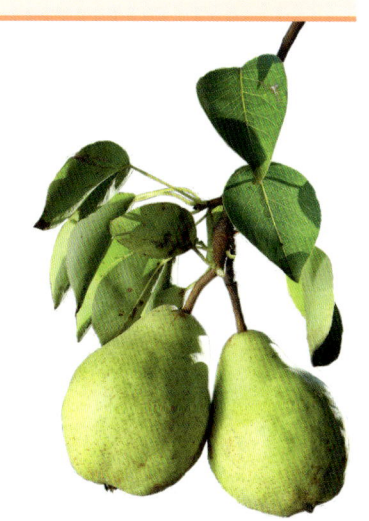

Zutaten:

40 g Milchreis, Salz
1 Prise frischer geriebener Ingwer
100 ml Apfelsaft
1 Birne
Saft von 1/2 Zitrone
1 TL flüssiger Honig
Mark von 1/4 Vanilleschote
1 Prise Kakaopulver
150 g fettarmer Joghurt (1,5 % Fett)
flüssiger Süßstoff

Zubereitung:

In einem Topf 60–100 ml Wasser erhitzen, Milchreis mit 1 Prise Salz zugeben. Zugedeckt aufkochen lassen und dann bei kleiner Hitze in 15 Minuten weich kochen. Geriebenen Ingwer einrühren und Reis noch 5 Minuten ausquellen lassen. Inzwischen den Apfelsaft in einem weiteren Topf erhitzen. Birne schälen, vierteln, entkernen und in Scheiben schneiden. Birnenscheiben mit etwas Zitronensaft, Honig, Vanillemark und Kakao im Apfelsaft einige Minuten zu einem Kompott verkochen. Reis in ein Schälchen geben und den Birnenkompott darauf verteilen. Joghurt mit restlichem Zitronensaft und ein paar Spritzern Süßstoff glatt rühren und als Soße dazu reichen.

Nährwerte:

372 kcal
9,2 g Eiweiß
72,1 g Kohlenhydrate
2,8 g Fett
6,0 BE

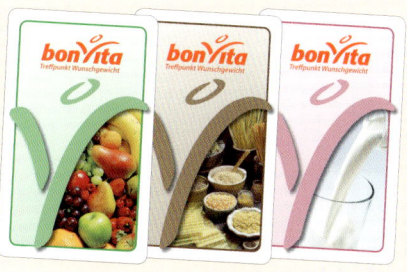

Polenta mit Pfirsichkompott

Zutaten:

200 ml fettarme Milch (1,5 % Fett)

40 g Polenta (Maisgrieß), Salz

1–2 Pfirsiche oder anderes Obst der Saison

100 ml Apfelsaft

Saft von 1/2 Zitrone

1 TL flüssiger Honig

1 Prise gemahlener Kardamom

einige Blättchen Zitronenmelisse

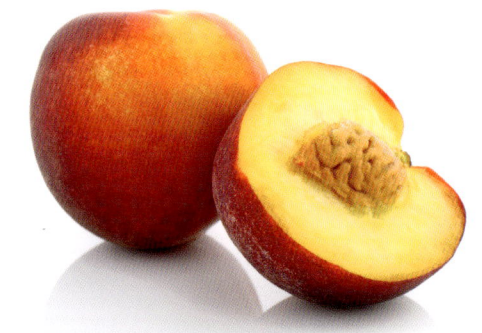

Zubereitung:

Milch aufkochen und die Polenta mit einem Schneebesen einrühren. Mit 1 Prise Salz würzen und aufkochen lassen. Sobald die Polenta kocht, Hitze reduzieren und Polenta unter ständigem Umrühren weitere 3–5 Minuten köcheln lassen. Dann den Topf vom Herd nehmen und die Polenta noch 5 Minuten ausquellen lassen. In der Zwischenzeit Pfirsiche waschen, entsteinen und in Spalten schneiden. Apfelsaft in einem kleinen Topf erhitzen und Pfirsichspalten darin mit etwas Zitronensaft, Honig und Kardamom in 3–5 Minuten weich dünsten. Polenta in einer Schüssel anrichten, mit Pfirsichkompott servieren und mit Zitronenmelisse garnieren.

Nährwerte:

392 kcal

12,5 g Eiweiß

74,0 g Kohlenhydrate

3,0 g Fett

6,2 BE

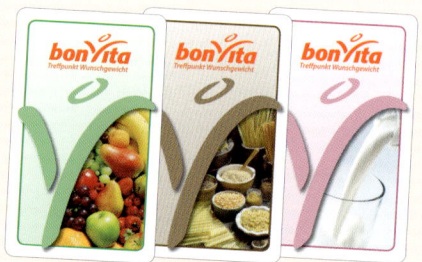

Hirse mit Brombeerquark

Zutaten:

etwa 40 g Hirse
1 EL gehackte Walnüsse
1 EL Honig, Salz
Saft von 1/2 Zitrone
125 g Brombeeren
einige Blättchen Zitronenmelisse
150 g Magerquark
flüssiger Süßstoff

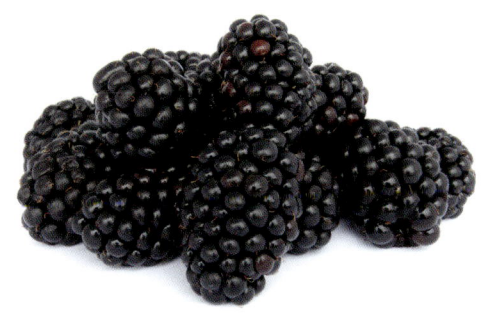

Zubereitung:

Hirse nach Packungsangabe in kochendem Wasser garen. Walnüsse zugeben und alles bei kleiner Hitze zugedeckt in 10–15 Minuten weich kochen. Hirsebrei mit Honig, 1 Prise Salz und Zitronensaft abschmecken und weitere 10 Minuten ausquellen lassen. In der Zwischenzeit Brombeeren verlesen, waschen. Zitronenmelisse fein hacken. Hirse mit Brombeeren, Quark und etwas Süßstoff vermischen (eventuell etwas Wasser zugeben), mit gehackter Zitronenmelisse bestreuen und warm servieren.

Tipp: Die Hirse kann gut am Vorabend vorgegart werden. Am Morgen einfach kalt mit dem Brombeerquark genießen.

Nährwerte:

399 kcal
26,0 g Eiweiß
49,0 g Kohlenhydrate
9,0 g Fett
4,1 BE

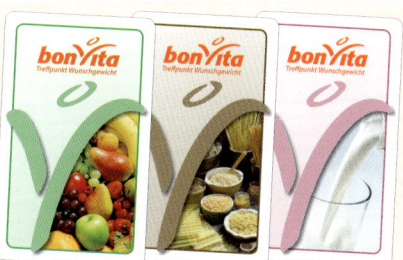

Roter Frischkorntraum

Zutaten:

50 g geschroteter Buchweizen

1 EL geschlagene Sahne

150 g fettarmer Joghurt (1,5 % Fett)

1 TL Ahornsirup

evtl. flüssiger Süßstoff

150 g Johannisbeeren

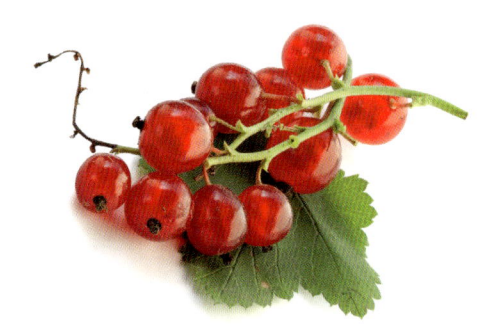

Zubereitung:

Buchweizen mit 100 ml Wasser **über Nacht quellen lassen**. Am nächsten Morgen Sahne und Joghurt zufügen, mit Ahornsirup und eventuell etwas Süßstoff süßen. Johannisbeeren verlesen und unterheben.

Nährwerte:

358 kcal

11,2 g Eiweiß

55,7 g Kohlenhydrate

7,0 g Fett

4,6 BE

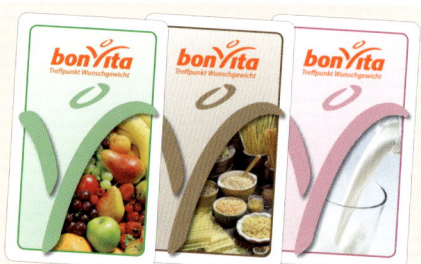

Kräuter-Muntermacher und saftiger Orangenquark

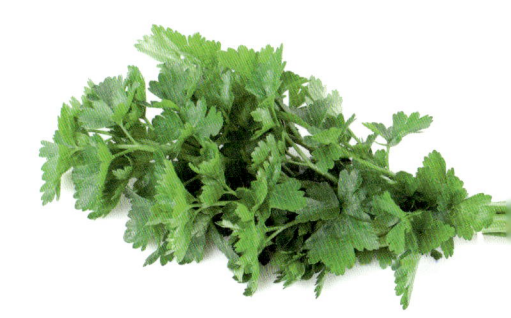

Zutaten:

einige Salatgurkenscheiben

150 g Speisequark (20 % F. i.Tr.)

gehackter Dill, Schnittlauchröllchen, gehackte Petersilie

Salz, Pfeffer

2 Scheiben Pumpernickel

1 Orange

flüssiger Süßstoff

Zubereitung:

Gurkenscheiben klein hacken, mit 50 g Quark mischen, mit den Kräutern, Salz und Pfeffer abschmecken. Die Pumpernickelscheiben damit bestreichen.

Für den Orangenquark die Orange schälen, Fruchtfilets herausschneiden und klein schneiden. Den Saft dabei auffangen und mit Orangenstücken und etwas Süßstoff unter den restlichen Quark rühren. Fruchtquark zu den Brotscheiben servieren.

Nährwerte:

390 kcal

27,0 g Eiweiß

47,5 g Kohlenhydrate

7,5 g Fett

4,0 BE

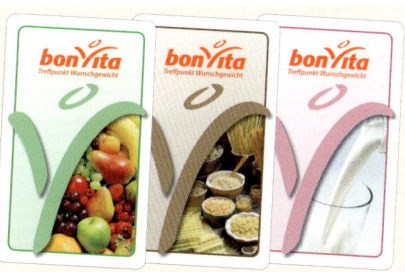

Vollkorn-Käse-Sandwich und fruchtiger Bananenquark

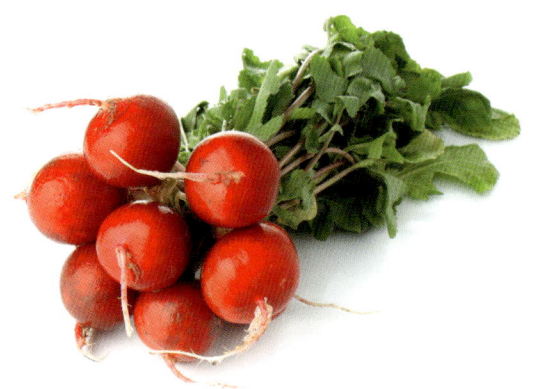

Zutaten:

1 Vollkornbrötchen
1 TL Tomatenmark
1 Salatblatt
1 Scheibe Edamer (45 % F. i.Tr.)
einige Radieschen
1 Banane
2 EL Magerquark
evtl. etwas fettarme Milch (1,5 % Fett)

Zubereitung:

Brötchen aufschneiden, die untere Hälfte mit Tomatenmark bestreichen und mit Salatblatt und Käse belegen. Radieschen waschen, putzen, in feine Scheiben schneiden. Das Käsebrötchen mit Radieschenscheiben belegen und den Brötchendeckel auflegen. Für den Bananenquark die Banane schälen, mit einer Gabel zerdrücken und mit dem Quark und eventuell mit etwas Milch cremig rühren. Zum Brötchen servieren.

Nährwerte:

367 kcal
19,6 g Eiweiß
49,3 g Kohlenhydrate
9,0 g Fett
4,1 BE

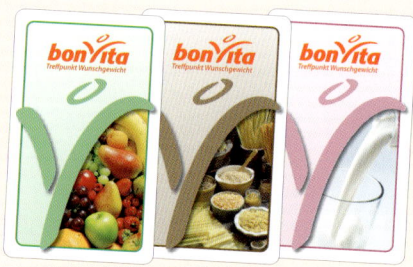

Vollkornknäcke mit Tomatenfrischkäse und Bananenmilch

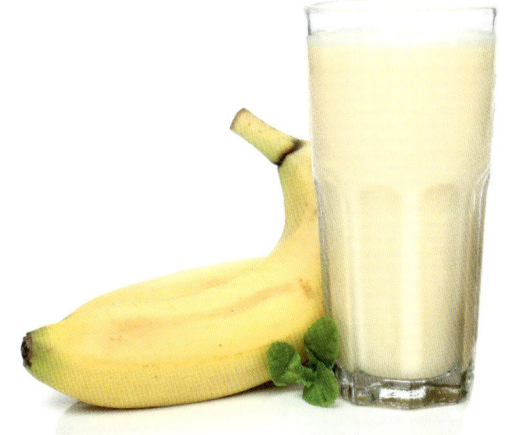

Zutaten:

2 Tomaten
2 EL Frischkäse mit Joghurt (55 % F. i.Tr.)
Schnittlauchröllchen
Salz, Pfeffer
3 Scheiben Vollkornknäckebrot
1 Banane
150 ml fettarme Milch (1,5 % Fett)
Zitronensaft
flüssiger Süßstoff

Zubereitung:

Tomaten waschen, putzen, klein schneiden. Mit Frischkäse, Schnittlauch, Salz und Pfeffer verrühren. Knäckebrotscheiben damit bestreichen.

Für die Bananenmilch Banane schälen, im Mixer oder mit dem Pürierstab pürieren und nach und nach die Milch dazugeben. Mit etwas Zitronensaft und Süßstoff abschmecken und mit den Knäckebrotscheiben servieren.

Nährwerte:

393 kcal
13,3 g Eiweiß
53,8 g Kohlenhydrate
13,3 g Fett
4,5 BE

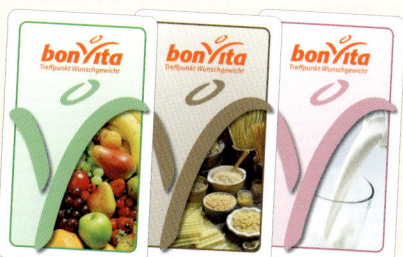

Vollkornbrötchen mit fruchtigem Brotaufstrich

Zutaten:

1/2 Apfel

1/2 Banane

100 g Speisequark (20 % F. i.Tr.)

50 ml Vollmilch (3,5 % Fett)

flüssiger Süßstoff

gemahlener Zimt

1 Vollkornbrötchen

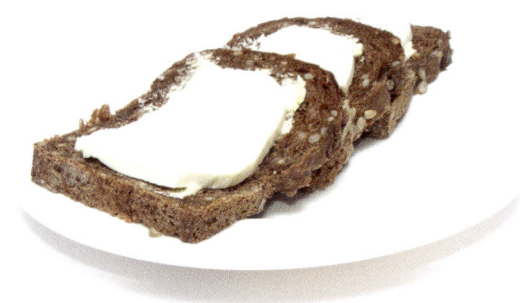

Zubereitung:

Apfel entkernen. Banane schälen. Beides klein schneiden, mit Quark und Milch verrühren und mit Süßstoff und Zimt abschmecken. Brötchen aufschneiden, mit dem Fruchtaufstrich bestreichen.

Nährwerte:

385 kcal

18,8 g Eiweiß

57,3 g Kohlenhydrate

7,3 g Fett

4,8 BE

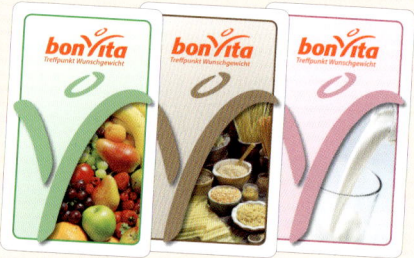

Fruchtiges Erdbeermüsli

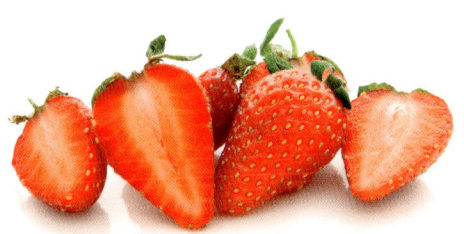

Zutaten:

65 g zuckerfreies Früchtemüsli

200 ml fettarme Milch (1,5 % Fett)

150 g Erdbeeren oder anderes Obst

Zubereitung:

Früchtemüsli und Milch in eine Schale geben. Erdbeeren waschen, halbieren und zum Früchtemüsli geben.

Nährwerte:

364 kcal

13,4 g Eiweiß

59,0 g Kohlenhydrate

8,1 g Fett

4,9 BE

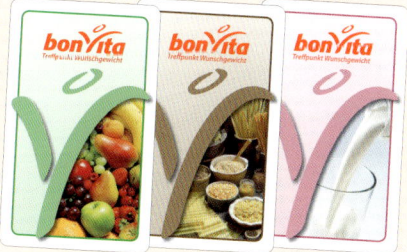

Sonniges Kefirfrühstück

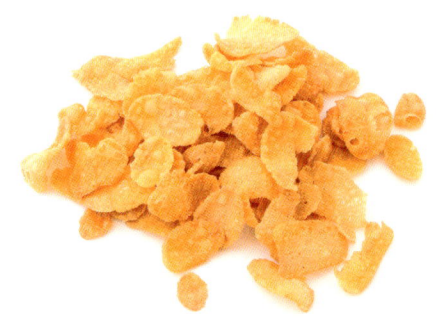

Zutaten:

3 Aprikosen

40 g Vollkorn-Cornflakes

20 g Sonnenblumenkerne

150 g Kefir

Zubereitung:

Aprikosen waschen, entsteinen, in Stücke schneiden und mit Cornflakes, Sonnenblumenkernen und Kefir mischen.

Nährwerte:

395 kcal

13,5 g Eiweiß

52,5 g Kohlenhydrate

12,0 g Fett

4,4 BE

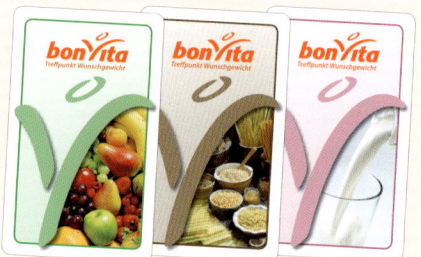

Grießflammeri mit Heidelbeersoße

Zutaten:

250 ml Vollmilch (3,5 % Fett)

1 TL flüssiger Honig, Salz

40 g Hartweizengrieß

150 g Heidelbeeren

flüssiger Süßstoff

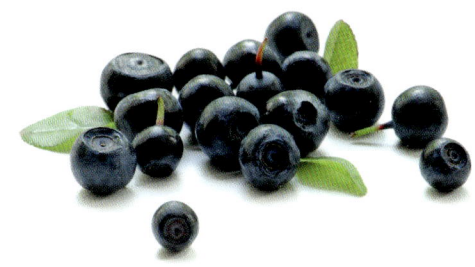

Zubereitung:

Milch mit Honig und 1 Prise Salz aufkochen. Grieß unter Rühren in die Milch geben. Topf vom Herd ziehen und Grieß ca. 7 Minuten quellen lassen. Heidelbeeren verlesen, in einen Topf geben und kurz erwärmen. Mit dem Pürierstab zerkleinern, mit etwas Süßstoff abschmecken und als Soße zum Grießflammeri servieren.

Nährwerte:

377 kcal

14,0 g Eiweiß

56,4 g Kohlenhydrate

10,0 g Fett

4,7 BE

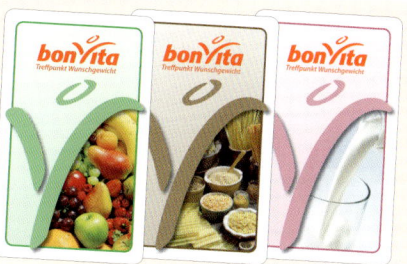

Vollkornbrot mit grünem Fruchtaufstrich

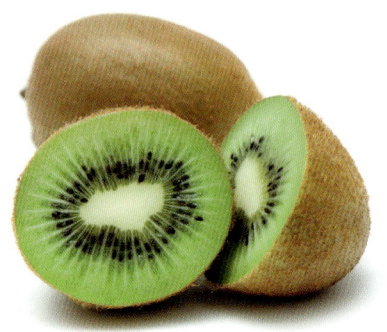

Zutaten:

2 Kiwis

100 g Speisequark (20 % F. i.Tr.)

1 TL flüssiger Honig

2 Scheiben Vollkornbrot

Zubereitung:

Kiwis schälen, 4 dünne Scheiben für die Garnitur beiseite legen. Übrige Früchte klein schneiden. Quark mit Kiwistückchen und Honig verrühren. Die Brote mit dem Fruchtquark bestreichen und mit den 4 übrigen Kiwischeiben garnieren.

Nährwerte:

410 kcal

21,0 g Eiweiß

64,5 g Kohlenhydrate

5,0 g Fett

5,4 BE

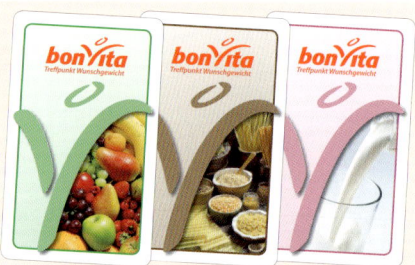

Frischkornbrei (der vollwertige Klassiker)

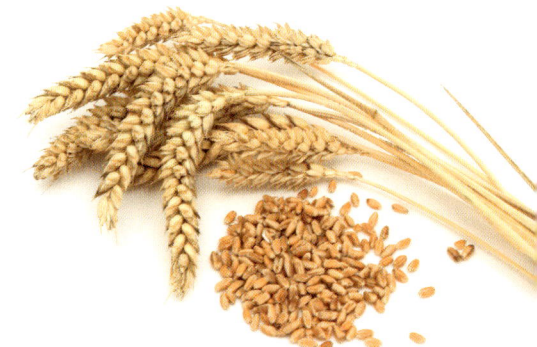

Zutaten:

50 g geschroteter Weizen
1/2 Banane
1/2 Apfel
1 EL geschlagene Sahne
150 g fettarmer Joghurt (1,5 % Fett)
1 TL flüssiger Honig
etwas Zitronensaft

Zubereitung:

Weizen mit 100 ml Wasser **über Nacht quellen lassen**. Am nächsten Morgen Banane schälen, mit der Gabel pürieren. Apfel schälen, entkernen, fein raspeln. Banane und Apfel mit Sahne, Joghurt, Honig und Zitronensaft verrühren. Unter den Weizenbrei heben.

Nährwerte:

394 kcal
10,5 g Eiweiß
65,0 g Kohlenhydrate
7,5 g Fett
5,4 BE

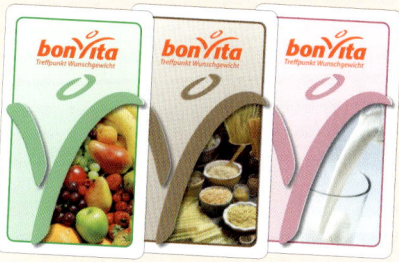

Süßes Roggenbrötchen mit Himbeerjoghurt

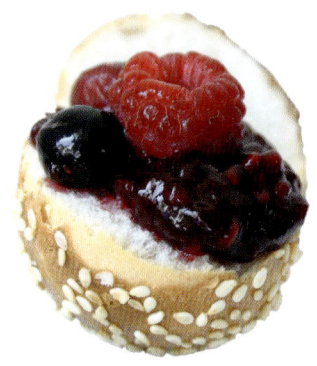

Zutaten:

1 Roggenbrötchen
1 EL Magerquark
2 TL Marmelade
150 g Himbeeren
1 fettarmer Joghurt (1,5 % Fett)
15 g gehackte Mandeln

Zubereitung:

Das Roggenbrötchen aufschneiden und beide Seiten mit Quark und Marmelade bestreichen. Himbeeren verlesen, mit Joghurt und Mandeln vermischen und zum Brötchen reichen.

Nährwerte:

383 kcal
18,4 g Eiweiß
50,2 g Kohlenhydrate
12,5 g Fett
4,2 BE

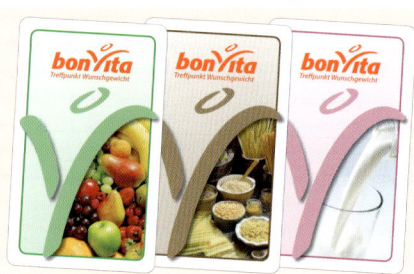

Zwieback mit Apfelquark

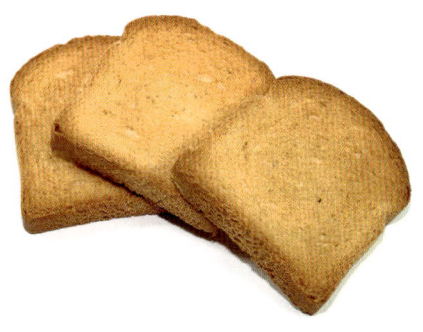

Zutaten:

1 Apfel

1 TL Zitronensaft

flüssiger Süßstoff

150 g Speisequark (20 % F. i.Tr.)

3 Scheiben Zwieback

1 Kiwi

Zubereitung:

Den Apfel schälen, entkernen und reiben. Mit Zitronensaft, etwas Süßstoff und Quark vermengen. Den Apfelquark auf die Zwiebackscheiben streichen. Die Kiwi schälen und dazu genießen.

Nährwerte:

386 kcal

23,5 g Eiweiß

49,5 g Kohlenhydrate

8,5 g Fett

4,1 BE

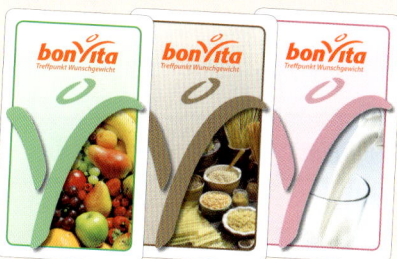

Laugenbrezel mit Weintrauben

Zutaten:

1 EL gehackte Kräuter
1 TL Zitronensaft
150 g Frischkäse (15 % F. i.Tr.)
Salz, Pfeffer
1 Laugenbrezel
150 g Weintrauben

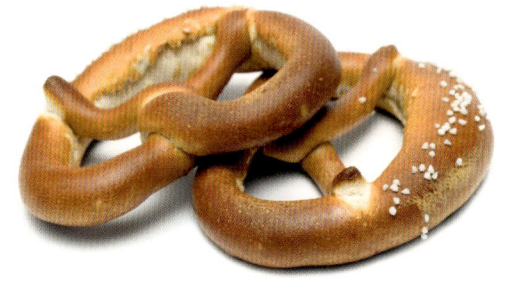

Zubereitung:

Kräuter und Zitronensaft unter den Frischkäse rühren, mit Salz und Pfeffer würzen. Laugen-brezel aufschneiden und mit Kräuter-Fischkäse bestreichen. Die Weintrauben waschen, trocken tupfen und dazu reichen.

Nährwerte:

384 kcal
25,2 g Eiweiß
53,8 g Kohlenhydrate
6,0 g Fett
4,5 BE

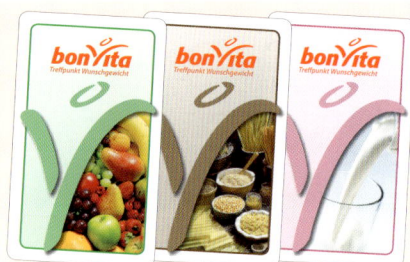

Nussiges Pflaumenmüsli

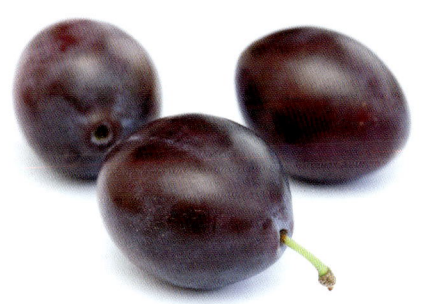

Zutaten:

125 g frische Pflaumen

30 g Haferflocken

25 g Haferflakes

150 g fettarmer Joghurt (1,5 % Fett)

5 gehackte Haselnüsse

Zubereitung:

Pflaumen waschen, entsteinen und in Stücke schneiden. Haferflocken, Haferflakes und Pflaumen mit dem Joghurt vermischen und die gehackten Haselnüsse darüber streuen.

Nährwerte:

383 kcal

13,7 g Eiweiß

56,7 g Kohlenhydrate

10,6 g Fett

4,7 BE

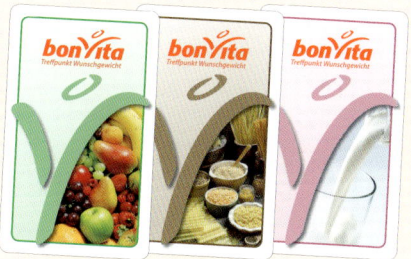

Ananas-Pistazien-Müsli

Zutaten:

125 g Ananas

150 g fettarmer Joghurt (1,5 % Fett)

1 TL flüssiger Honig

30 g Haferflocken

15 g Cornflakes

10 g gehackte Pistazien

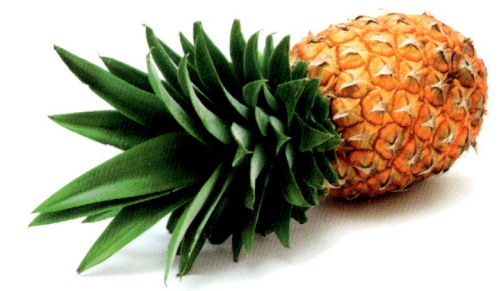

Zubereitung:

Ananas schälen, in Stücke schneiden. Joghurt mit Honig cremig rühren.

Ananas, Haferflocken, Cornflakes und Pistazien unterheben.

Nährwerte:

393 kcal

12,8 g Eiweiß

60,6 g Kohlenhydrate

9,6 g Fett

5,1 BE

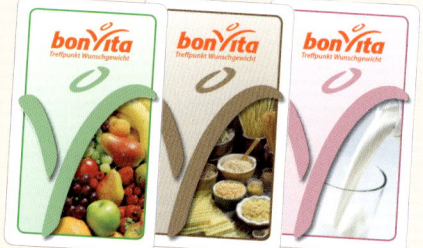

3.3 Eine kleine Pause

Je zwei Zwischenmahlzeiten für einen Tag

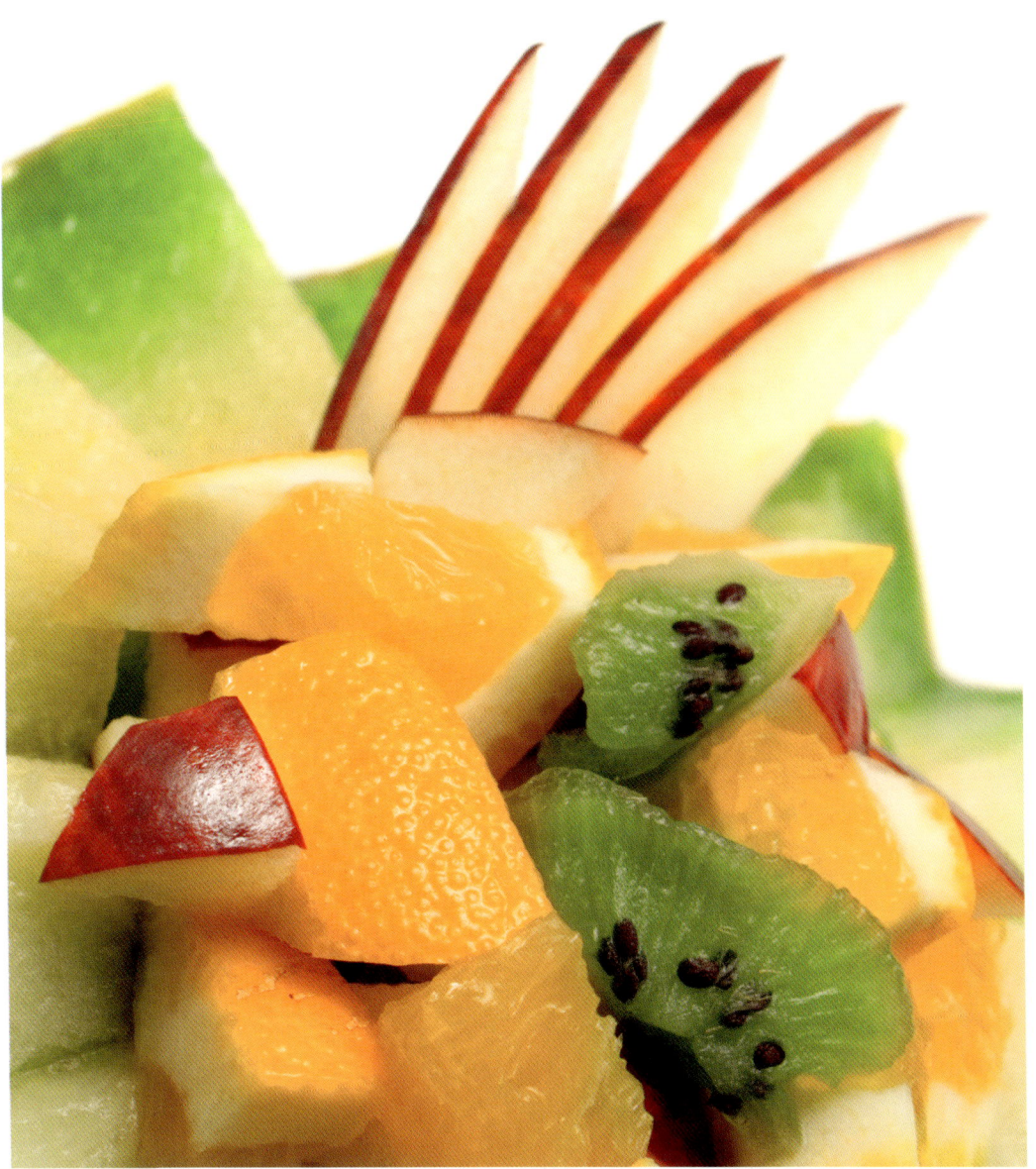

1) Tomaten-Crostini

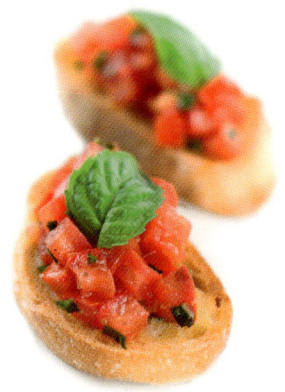

Zutaten:

3 Tomaten
1 Schalotte
1 Knoblauchzehe
einige Blätter Basilikum
Salz, Pfeffer, 1 Prise Zucker
1 Vollkornbrötchen

Zubereitung:

Backofen auf 180 Grad vorheizen. Tomaten waschen, vierteln, entkernen und das Fruchtfleisch fein würfeln. Schalotte und Knoblauch abziehen und fein würfeln. Basilikum hacken.
Tomaten, Schalotte und Knoblauch mit Salz, Pfeffer und Zucker abschmecken. Vollkornbrötchen in Scheiben schneiden, kurz antoasten und Tomaten-Mix darauf verteilen. Crostini
im vorgeheizten Ofen 5–10 Minuten überbacken. Mit gehacktem Basilikum garnieren.

Nährwerte:

137 kcal
3,5 g Eiweiß
25,0 g Kohlenhydrate
1,0 g Fett
2,1 BE

2) Papaya-Vitalcreme

Zutaten:

1 Limette

1 Papaya

1 TL brauner Zucker

150 g fettarmer Joghurt (1,5 % Fett)

15 g Kokosraspel

1/2 Messerspitze gemahlener Zimt

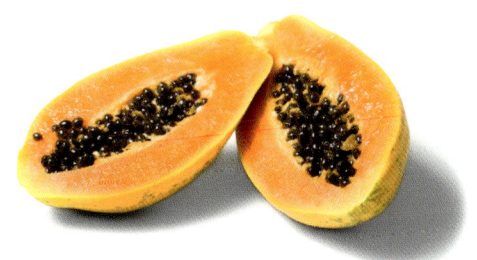

Zubereitung:

Limette halbieren und auspressen. Papaya halbieren und die Kerne mit einem Esslöffel herauskratzen. Das Fruchtfleisch aus der Schale lösen und mit Limettensaft beträufeln. Papayafruchtfleisch und Zucker mit dem Stabmixer pürieren. Joghurt und Kokosraspel zugeben und verrühren. Zimt unterrühren und die Papaya-Vitalcreme servieren.

Nährwerte:

232 kcal

6,9 g Eiweiß

22,4 g Kohlenhydrate

11,3 g Fett

1,9 BE

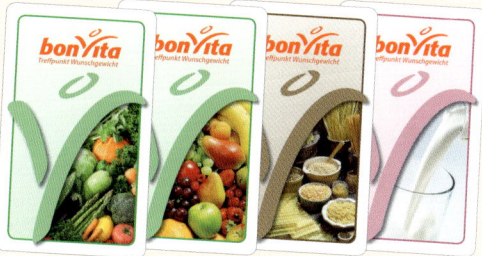

1) Körniges Kräuter-Sandwich

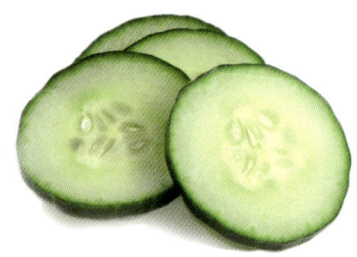

Zutaten:

150 g Salatgurke

2 EL Frischkäse mit Joghurt

1 TL gehackte Kräuter, Salz

1 Roggenbrötchen

Zubereitung:

Gurke waschen, trocken reiben, ein paar Scheiben für die Garnitur abschneiden und beiseite legen. Übrige Gurke klein hacken. Frischkäse mit Gurke und Kräutern mischen und mit Salz abschmecken. Das Brötchen halbieren, mit dem Frischkäse bestreichen und mit den übrigen Gurkenscheiben garnieren.

Nährwerte:

220 kcal

7,8 g Eiweiß

26,0 g Kohlenhydrate

8,0 g Fett

2,2 BE

2) Powerquark

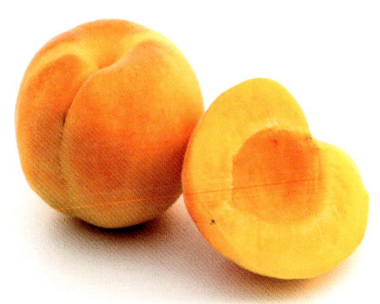

Zutaten:

3 frische Aprikosen

100 g Speisequark (20 % F. i.Tr.)

Mineralwasser

1 TL flüssiger Honig

25 g Rosinen

Zubereitung:

Aprikosen waschen, entsteinen und in Stücke schneiden. Quark mit etwas Mineralwasser und dem Honig cremig rühren. Aprikosen und Rosinen unter den Quark mischen.

Nährwerte:

270 kcal

14,0 g Eiweiß

38,5 g Kohlenhydrate

5,0 g Fett

3,2 BE

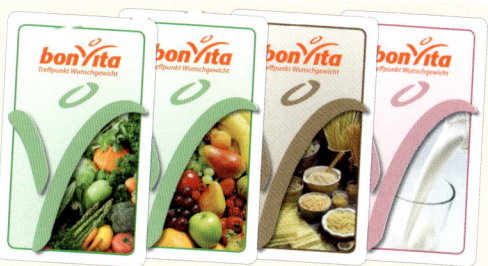

1) Bunter Rohkostteller mit Dip

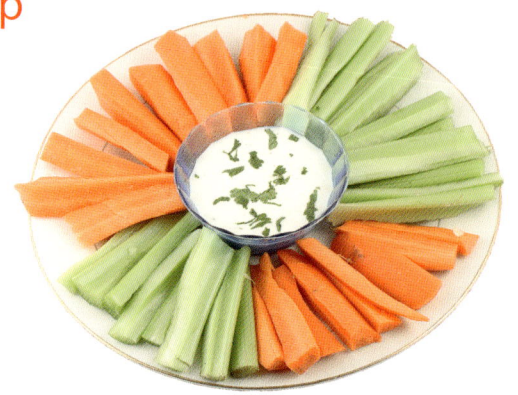

Zutaten:

50 g Salatgurke

50 g Kohlrabi

75 g gelbe Paprikaschoten

75 g Möhren

100 g fettarmer Frischkäse (15 % F. i.Tr.)

1 EL Tomatenmark

Currypulver, Salz, Pfeffer

1 EL Schnittlauchröllchen

Zubereitung:

Gurke, Kohlrabi, Paprika und Möhren putzen, eventuell schälen und in breite Streifen schneiden. Das Rohkostgemüse auf einem Teller anrichten. In einem Schälchen Frischkäse mit Tomatenmark, Curry, Salz, Pfeffer und Schnittlauch verrühren. Das Rohkostgemüse mit dem Tomaten-Frischkäse-Dip servieren.

Nährwerte:

178 kcal

16,3 g Eiweiß

16,6 g Kohlenhydrate

4,0 g Fett

1,4 BE

2) Erdbeer-Apfel-Snack

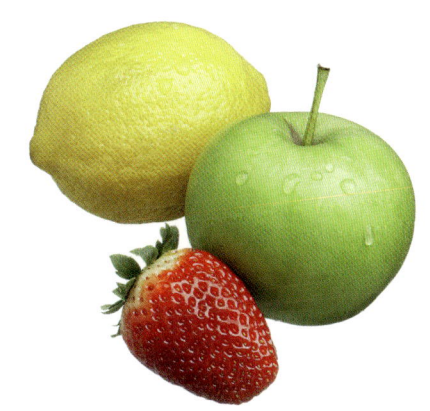

Zutaten:

60 g Magerquark (10 % F. i.Tr.)

Zitronensaft

evtl. etwas Mineralwasser

125 g Erdbeeren

1/2 Apfel

3 Vollkornkekse

Zubereitung:

Quark mit Zitronensaft und eventuell mit etwas Mineralwasser cremig rühren. Erdbeeren waschen. Apfel schälen, entkernen. Beeren und Apfel in Stücke schneiden und unter den Quark heben. Die Vollkornkekse damit bestreichen.

Nährwerte:

204 kcal

6,0 g Eiweiß

32,3 g Kohlenhydrate

6,2 g Fett

2,7 BE

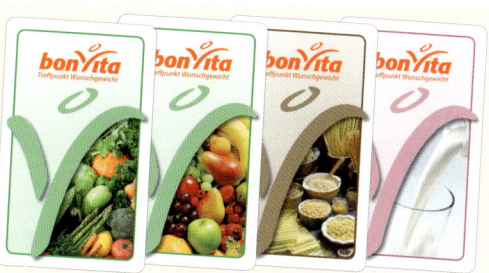

1) Sommersalat

Zutaten:

1 EL Joghurt (3,5 % Fett)

1 TL Senf

1 EL Essig

1 EL gehackte Kräuter

Salz, Pfeffer

50 g Feldsalat

50 g Mungbohnenkeime

75 g Zucchini

75 g Möhren

50 g Mais (aus der Dose)

20 g gehobelter Parmesan (35 % F. i.Tr.)

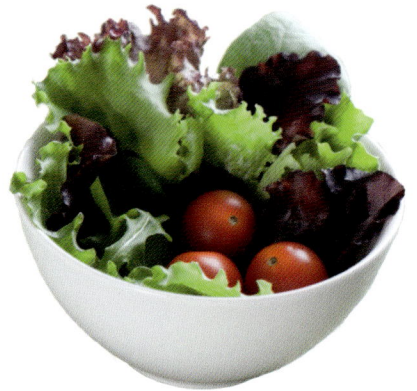

Zubereitung:

Aus Joghurt, Senf, Essig, Kräutern, Salz und Pfeffer eine cremige Salatsoße anrühren. Feldsalat und Mungbohnenkeime waschen und putzen. Die Zucchini waschen, Möhren schälen, beides raffeln. Feldsalat, Mungbohnenkeime, Zucchini und Möhren mit dem Mais und der Joghurtsoße vermengen. Gehobelten Parmesan darüber geben.

Nährwerte:

193 kcal

16,3 g Eiweiß

17,2 g Kohlenhydrate

7,7 g Fett

1,4 BE

2) Birnenknusper

Zutaten:

1 Birne

1 EL Zitronensaft

frischer geriebener Ingwer

gemahlener Zimt

2 Scheiben Zwieback

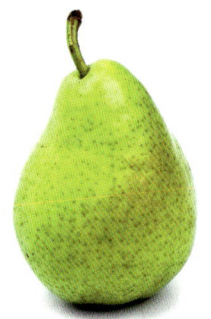

Zubereitung:

Birne waschen, entkernen, in Stücke schneiden und mit Zitronensaft in einem Topf kurz aufkochen. Mit Ingwer und Zimt würzen. Zwieback zerbröseln und hineinstreuen.

Nährwerte:

151 kcal

5,0 g Eiweiß

29,5 g Kohlenhydrate

2,0 g Fett

2,5 BE

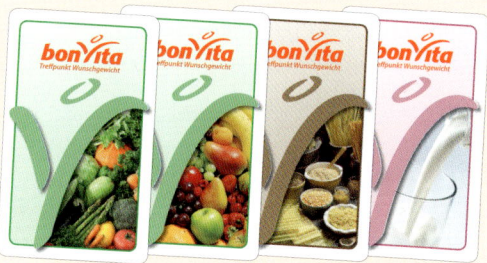

1) Schlemmerbrötchen

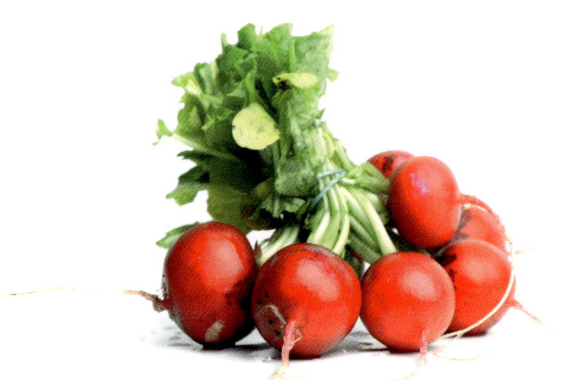

Zutaten:

1 Roggenbrötchen
1–2 Salatblätter
2 Radieschen
1 Tomate
25 g Salatgurke
1/2 Zwiebel
1 EL Frischkäse mit Joghurt (55 % F. i.Tr.)
Salz, roter Pfeffer
1 Möhre

Zubereitung:

Roggenbrötchen halbieren, mit Salat belegen. Radieschen, Tomate und Gurke waschen, putzen. Zwiebel abziehen. Alles klein schneiden, mit dem Frischkäse mischen und mit Salz und rotem Pfeffer abschmecken. Frischkäse-Gemüse-Mischung auf den Brötchenhälften verteilen. Möhre schälen, in Stücke schneiden und dazu servieren.

Nährwerte:

198 kcal
7,0 g Eiweiß
30,0 g Kohlenhydrate
4,0 g Fett
2,5 BE

2) Waldbeerenquark

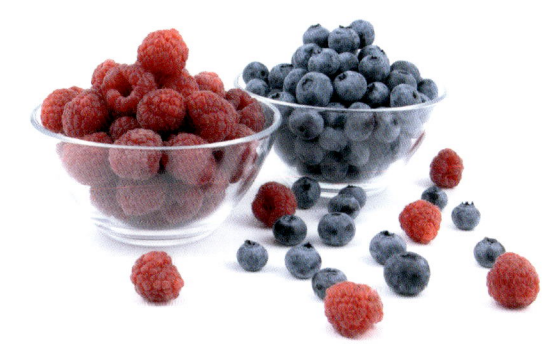

Zutaten:

50 g Heidelbeeren

50 g Himbeeren

50 g Erdbeeren

120 g Speisequark (20 % F. i.Tr.)

1 TL flüssiger Honig

evtl. etwas Mineralwasser

Zubereitung:

Beeren verlesen, vorsichtig waschen und abtropfen lassen. Quark mit Honig und eventuell etwas Mineralwasser cremig rühren. Beeren unterheben.

Nährwerte:

212 kcal

17,2 g Eiweiß

19,5 g Kohlenhydrate

6,8 g Fett

1,6 BE

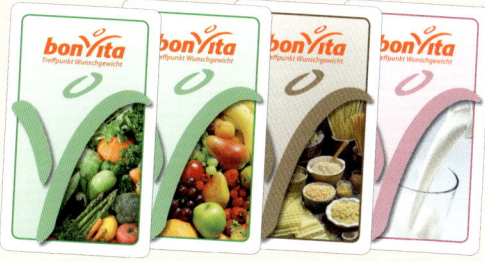

1) Sellerie-Apfel-Salat

Zutaten:

200 g Staudensellerie
1 kleiner säuerlicher Apfel
2 EL fettarmer Joghurt (1,5 % Fett)
1 EL saure Sahne (10 % Fett)
1 Prise Zucker
1 EL Limettensaft
Salz, Pfeffer
5 Mandeln mit Schale

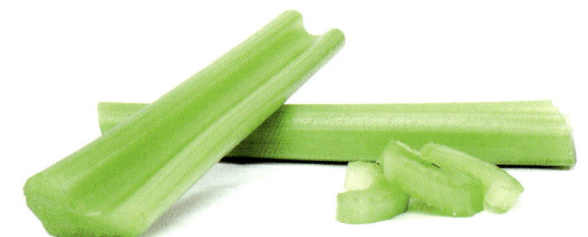

Zubereitung:

Sellerie putzen, waschen und längs in dünne Streifen schneiden. Sellerieblätter fein hacken. Apfel waschen, entkernen, erst in Scheiben, dann in dünne Streifen schneiden. Joghurt mit saurer Sahne, Zucker und Limettensaft glatt rühren. Mit Salz und Pfeffer würzen. Mandeln mit Schale grob hacken. Sellerie und Apfel in das Dressing geben und vermengen. Sellerieblättchen und Mandeln darüber streuen.

Tipp: Anstelle von frischem Staudensellerie können Sie auch Sellerie aus dem Glas verwenden.

Nährwerte:

203 kcal
5,2 g Eiweiß
24,8 g Kohlenhydrate
7,7 g Fett
2,1 BE

2) Quarkcreme mit Fruchtsoße

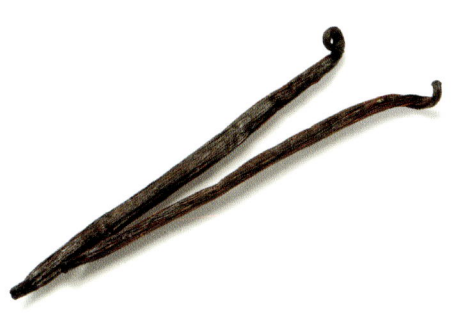

Zutaten:

60 g Speisequark (20 % F. i.Tr.)

50 g fettarmer Joghurt (1,5 % Fett)

1/2 TL Streusüße

Mark von 1/2 Vanilleschote

2 EL Orangensaft

1/2 Pck. gemahlene Gelatine

50 g frische oder tiefgekühlte Erdbeeren und/oder Himbeeren

1 TL flüssiger Honig

einige Blätter Zitronenmelisse

2 Scheiben Vollkornzwieback

Zubereitung:

Quark mit Joghurt, Streusüße, Vanillemark und Orangensaft verrühren. Gelatine in 2 EL kaltem Wasser einweichen und 10 Minuten quellen lassen, dann unter Rühren bei kleiner Hitze auflösen, etwas abkühlen lassen und unter die Quarkmasse ziehen. Quarkcreme in ein Glas oder eine Dessertschale füllen und **etwa 1–2 Stunden in den Kühlschrank stellen**. Frische Beeren verlesen und waschen. Tiefgekühlte Beeren auftauen lassen. Ein paar Beeren für die Garnitur beiseite legen. Übrige Beeren mit dem Stabmixer pürieren und durch ein Sieb streichen. Mit Honig abschmecken. Nachdem die Quarkcreme fest geworden ist, die Beerensoße darüber gießen und mit den übrigen Beeren und der Zitronenmelisse garnieren. Zwiebackscheiben dazu reichen.

Nährwerte:

239 kcal

18,4 g Eiweiß

29,3 g Kohlenhydrate

5,7 g Fett

2,4 BE

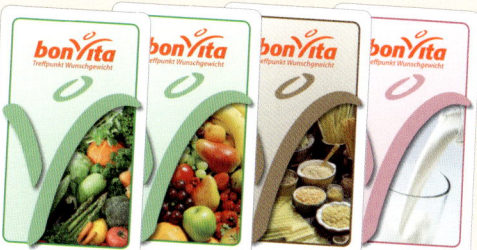

1) Crostini mit Zucchinicreme

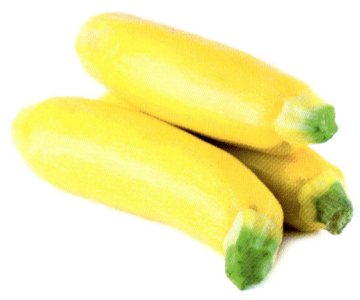

Zutaten:

200 g Zucchini
1/2 Knoblauchzehe
2 EL Crème fraîche (30 % Fett)
Salz, Pfeffer
1 Vollkornbrötchen

Zubereitung:

Backofen auf 180 Grad vorheizen. Zucchini waschen, putzen. Knoblauch abziehen. Zucchini und Knoblauch mit der Crème fraîche pürieren. Mit Salz und Pfeffer abschmecken. Brötchen in Scheiben schneiden. Die Brötchenscheiben von beiden Seiten toasten. Zucchinipaste auf die Scheiben streichen, auf ein Backblech legen und im vorgeheizten Ofen bei 180 Grad 5–10 Minuten überbacken.

Nährwerte:

222 kcal
6,0 g Eiweiß
23,5 g Kohlenhydrate
9,0 g Fett
2,0 BE

2) Bananen-Milchshake

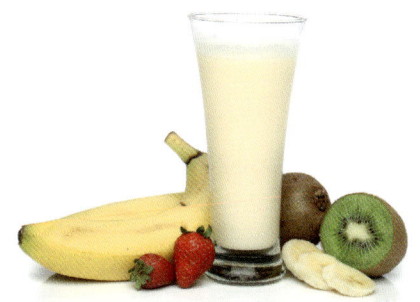

Zutaten:

1 möglichst reife Banane
Zitronensaft
200 ml gut gekühlte fettarme Milch (1,5 % Fett)
evtl. etwas Mineralwasser

Zubereitung:

Banane schälen, in große Stücke brechen und mit Zitronensaft in einen Mixbecher geben. (Je reifer die Banane ist, desto süßer wird der Bananen-Milchshake.) Milch zufügen und mit einem Pürierstab cremig rühren. Eventuell etwas Mineralwasser zugeben.

Tipp: Der Bananen-Milchshake schmeckt gut gekühlt am besten.

Nährwerte:

205 kcal
8,0 g Eiweiß
34,0 g Kohlenhydrate
3,0 g Fett
2,8 BE

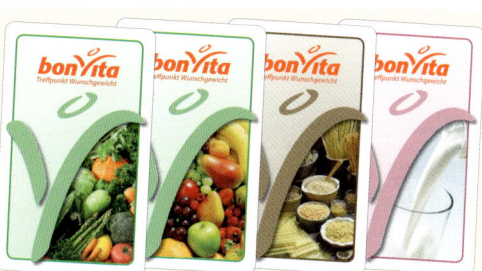

1) Pikantes Sprossenbrötchen

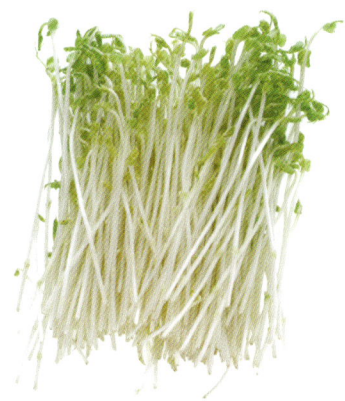

Zutaten:

2 Tomaten
2 EL Speisequark (20 % F. i.Tr.)
Schnittlauchröllchen oder andere gehackte Kräuter
Currypulver, Salz, Pfeffer
1 Vollkornbrötchen
frische Sprossen
1/2 Paprikaschote

Zubereitung:

Tomaten waschen, putzen, in Würfel schneiden. Quark mit Tomaten und Kräutern vermischen und mit Currypulver, Salz und Pfeffer würzen. Brötchen aufschneiden, Quarkcreme auf beide Brötchenhälften streichen. Sprossen abbrausen, abtropfen lassen und auf den Quark geben. Paprika putzen, waschen, in Stücke schneiden und dazu servieren.

Nährwerte:

208 kcal
12,8 g Eiweiß
26,0 g Kohlenhydrate
3,7 g Fett
2,2 BE

2) Pfirsich-Mango-Salat

Zutaten:

1 Pfirsich

1/2 Mango

1 TL flüssiger Honig

Zitronensaft

5 gehackte Mandeln

100 g Joghurt (3,5 % Fett)

gemahlener Zimt

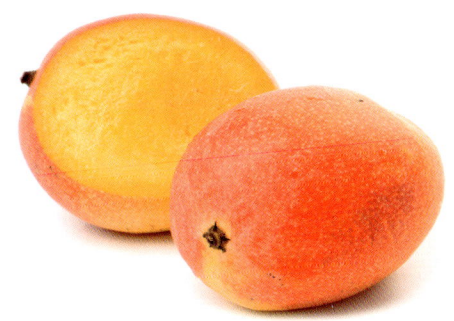

Zubereitung:

Pfirsich und Mango waschen, entsteinen, Fruchtfleisch in Stücke schneiden. In einer Schüssel mit Honig, Zitronensaft und Mandeln verrühren. Joghurt mit etwas Zimt vermischen und unter den Obstsalat heben.

Nährwerte:

266 kcal

7,5 g Eiweiß

38,7 g Kohlenhydrate

8,3 g Fett

3,2 BE

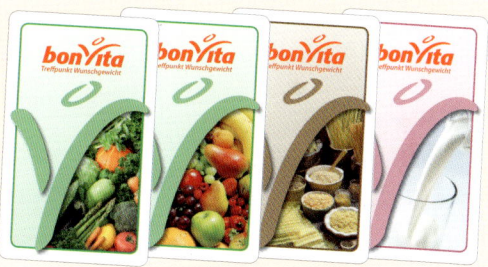

1) Nussiger Himbeertraum

Zutaten:

120 g fettarmer Joghurt (1,5 % Fett)

1 TL flüssiger Honig

125 g Himbeeren

10 gehackte Haselnüsse

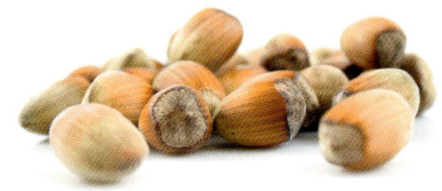

Zubereitung:

Joghurt mit Honig cremig rühren. Himbeeren verlesen und mit den Haselnüssen unter den Joghurt heben.

Nährwerte:

225 kcal

8,0 g Eiweiß

21,1 g Kohlenhydrate

10,6 g Fett

1,8 BE

2) Hüttenzauber

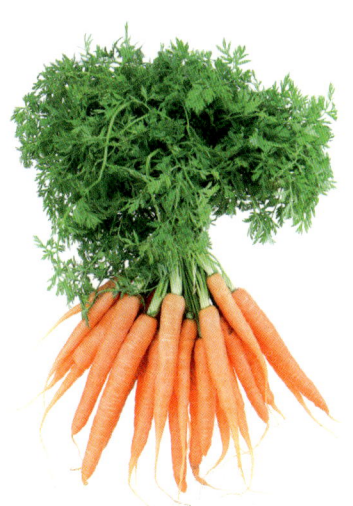

Zutaten:

100 g Möhren

75 g Rettich

1/2 Zwiebel

25 g Gartenkresse

1 EL Hüttenkäse (20 % F. i.Tr.)

1 TL Zitronensaft

1 Prise Zucker

Salz, Pfeffer

1 Scheibe Vollkornbrot

Zubereitung:

Möhren und Rettich putzen, schälen und fein raspeln. Zwiebel abziehen, würfeln. Gartenkresse abbrausen. Hüttenkäse mit Zitronensaft, Zucker, Salz und Pfeffer verrühren. Möhrenund Rettichraspel unterheben. Hüttenkäsecreme auf das Vollkornbrot streichen, mit Kresse bestreuen.

Nährwerte:

194 kcal

11,3 g Eiweiß

29,5 g Kohlenhydrate

2,0 g Fett

2,5 BE

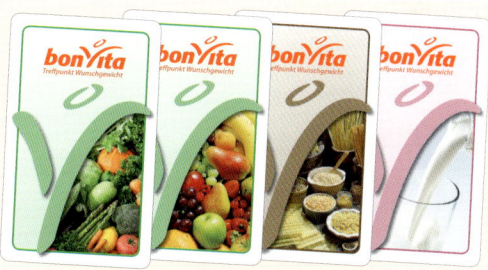

1) Paprikaknäcke

Zutaten:

1 TL Tomatenmark
1 EL Frischkäse mit Joghurt (55 % F. i.Tr.)
1 Paprikaschote
Paprikapulver (edelsüß)
Salz, Pfeffer
3 Scheiben Vollkornknäckebrot

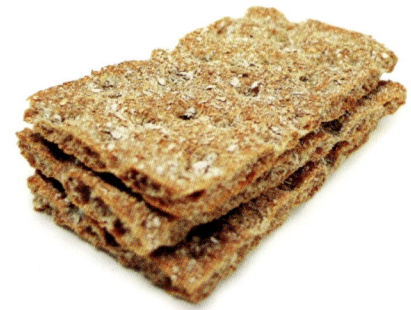

Zubereitung:

Tomatenmark und Frischkäse miteinander verrühren. Paprika putzen, waschen und halbieren. Eine Hälfte in kleine Würfel, die andere Hälfte in Streifen schneiden. Paprikawürfel unter den Frischkäse heben und mit Paprikapulver, Salz und Pfeffer würzen. Frischkäse auf die Knäckebrotscheiben streichen und die Paprikastreifen darauf verteilen.

Nährwerte:

270 kcal
9,0 g Eiweiß
31,0 g Kohlenhydrate
9,0 g Fett
2,6 BE

2) Exotisches Joghurteis

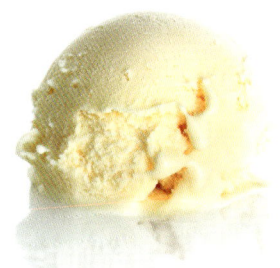

Zutaten:

120 g Joghurt (3,5 % Fett)

150 g tiefgefrorene exotische Früchte

1 TL flüssiger Honig

Zubereitung:

Joghurt mit tiefgefrorenen Früchten und Honig pürieren, bis eine cremige Masse entstanden ist. Das fertige Eis genießen.

Nährwerte:

186 kcal

4,8 g Eiweiß

29,9 g Kohlenhydrate

4,0 g Fett

2,5 BE

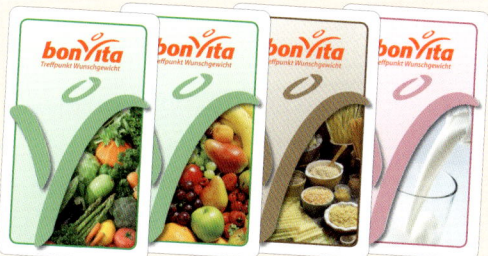

1) Röstbrot

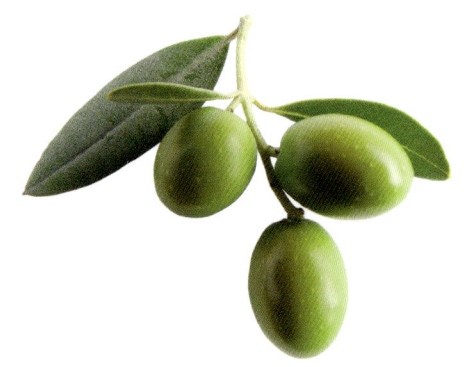

Zutaten:

1 Scheibe Graubrot
2 Tomaten
20 g grüne Oliven ohne Stein
Salz, Pfeffer
einige Blättchen Basilikum
2 EL Magerquark
1 EL gehackte Kräuter
1/2 Paprikaschote

Zubereitung:

Die Graubrotscheibe halbieren, in einer beschichteten Pfanne ohne Fett bei mittlerer Hitze auf beiden Seiten je 2–3 Minuten braten. Tomaten waschen, halbieren und in Scheiben schneiden. Oliven in Ringe schneiden. Brote mit Tomaten und Oliven belegen. Mit Salz und Pfeffer würzen und mit Basilikumblättern bestreuen. Magerquark cremig rühren, gehackte Kräuter unterheben und mit Salz und Pfeffer würzen. Paprika putzen, waschen, in Streifen schneiden und mit dem Dip und dem Brot genießen.

Nährwerte:

213 kcal
11,0 g Eiweiß
28,0 g Kohlenhydrate
3,5 g Fett
2,3 BE

2) Herbstlicher Obstsalat

Zutaten:

2 EL Orangensaft

1 TL flüssiger Honig

1 EL Orangenlikör

gemahlener Zimt

50 g kernlose blaue Trauben

1/2 Birne

1 EL Zitronensaft

1 Feige

10 gehackte Haselnüsse

100 g fettarmer Joghurt (1,5 % Fett)

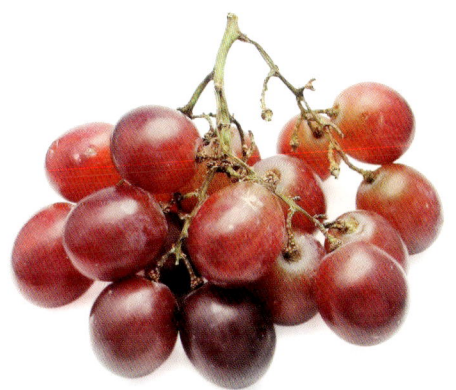

Zubereitung:

Orangensaft mit Honig aufkochen und 2–3 Minuten köcheln lassen. Vom Herd nehmen, Orangenlikör und Zimt unterrühren. Trauben waschen, abzupfen und halbieren. Birne schälen, entkernen, in dünne Spalten schneiden und sofort mit Zitronensaft mischen. Feige waschen und achteln. Soße mit dem Obst und den Nüssen mischen. Joghurt cremig rühren und zum Obstsalat servieren.

Nährwerte:

298 kcal

11,0 g Eiweiß

43,3 g Kohlenhydrate

9,8 g Fett

3,6 BE

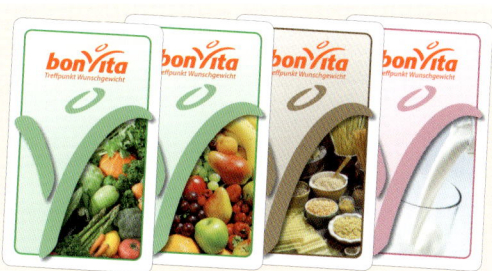

1) Quarkbrot mit Möhren

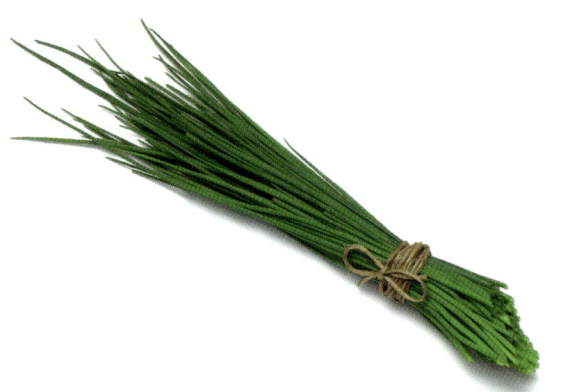

Zutaten:

2 Möhren
1 TL Zitronensaft
Salz, Pfeffer
25 g Frühlingszwiebeln
100 g Kräuterquark (10 % F. i.Tr.)
1 EL Schnittlauchröllchen
1 Scheibe Vollkornbrot

Zubereitung:

1/2 Möhre schälen, fein raspeln und mit Zitronensaft, Salz und Pfeffer abschmecken. Übrige Möhren schälen und in Stücke schneiden. Frühlingszwiebeln abbrausen, in feine Ringe schneiden. Kräuterquark mit Salz, Pfeffer, Frühlingszwiebeln und Schnittlauchröllchen verrühren. Vollkornbrot mit 1 EL Kräuterquark bestreichen und die geraspelten Möhren darauf verteilen. Den restlichen Kräuterquark als Dip zu den Möhren reichen.

Nährwerte:

246 kcal
20,3 g Eiweiß
32,3 g Kohlenhydrate
2,0 g Fett
2,7 BE

2) Orientalischer Melonensalat mit Honig-Ricotta

Zutaten:

5 g Sesamsamen
30 g Ricotta (20 % F. i.Tr.)
1 EL Magerquark
1 EL flüssiger Honig
5 g gehackte Pistazien
75 g Wassermelone
75 g Honigmelone
1/2 Limette (unbehandelt)
1 Prise Pulbiber (türkisches Chili-Gewürz)
Mark von 1/2 Vanilleschote
einige Blätter Zitronenmelisse

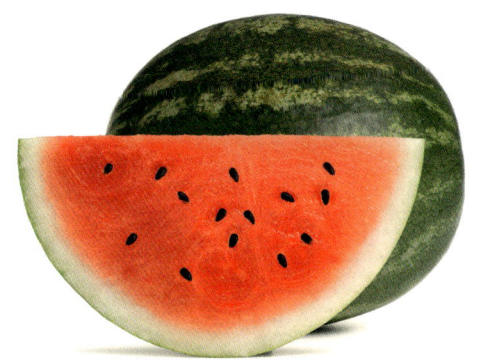

Zubereitung:

Sesam in einer Pfanne ohne Fett rösten. Ricotta mit Magerquark und etwas Honig verrühren, in ein Schälchen geben und mit Pistazien bestreuen. Das Melonenfleisch in feine Scheiben schneiden und auf einer Platte anrichten. Limette heiß waschen, trocken reiben, Schale fein abreiben, Saft auspressen. Beides mit übrigem Honig, Pulbiber und Vanillemark verrühren. Melonenscheiben damit beträufeln, mit Sesam bestreuen und mit Zitronemelisseblättchen garnieren. Ricotta dazu servieren.

Nährwerte:

269 kcal
9,8 g Eiweiß
33,1 g Kohlenhydrate
10,6 g Fett
2,8 BE

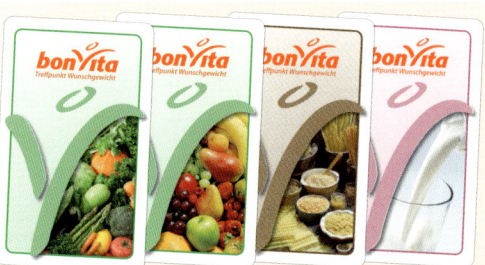

1) Herzhaftes Schichtmüsli

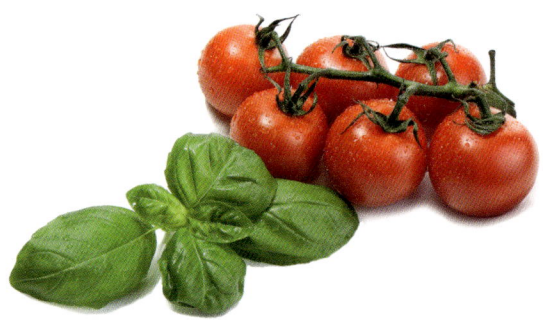

Zutaten:

50 g Kirschtomaten
50 g Salatgurke
50 g Paprikaschoten
2 Römersalatblätter
1/2 Zwiebel
1/2 Zitrone (unbehandelt)
100 g fettarmer Joghurt (1,5 % Fett)
Salz, Pfeffer
1 TL Senf
italienische Kräuter (gehackte frische oder getrocknete; z. B. Basilikum, Oregano)
40 g Haferflocken
50 g Mais (aus der Dose)

Zubereitung:

Tomaten, Gurke, Paprika und Salat putzen, waschen und klein schneiden. Zwiebel abziehen, in Scheiben schneiden. Zitrone heiß waschen, trocken reiben, Schale fein abreiben, 2 EL Saft auspressen. Beides mit Joghurt, Salz, Pfeffer, Senf und Kräutern verrühren. In einer Schüssel erst Kräuterjoghurt, dann Haferflocken, Mais und Salat-Mix übereinander schichten, gut mischen und servieren.

Tipp: Das Schichtmüsli können Sie auch sehr gut ins Büro mitnehmen.

Nährwerte:

270 kcal
10,1 g Eiweiß
40,2 g Kohlenhydrate
6,1 g Fett
3,4 BE

2) Mohnquark mit pürierten Pfirsichen

Zutaten:

2 EL Magerquark
etwas Mineralwasser
2 TL flüssiger Honig
15 g gemahlener Mohn
1–2 Pfirsiche
1 TL Zitronensaft
50 ml Apfelsaft

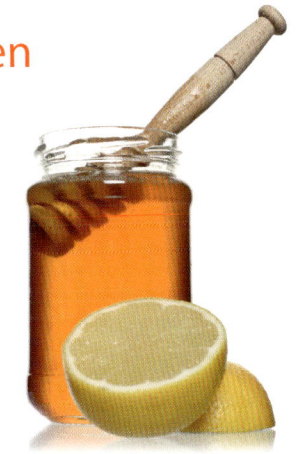

Zubereitung:

Quark mit Mineralwasser, 1 TL Honig und Mohn cremig rühren. Pfirsiche waschen, entsteinen, in Stücke schneiden und im Mixer mit dem übrigen Honig und mit Zitronen- und
Apfelsaft pürieren. Mohnquark in eine Schüssel füllen und das Pfirsichpüree darüber
verteilen.

Nährwerte:

300 kcal
13,0 g Eiweiß
44,5 g Kohlenhydrate
6,0 g Fett
3,7 BE

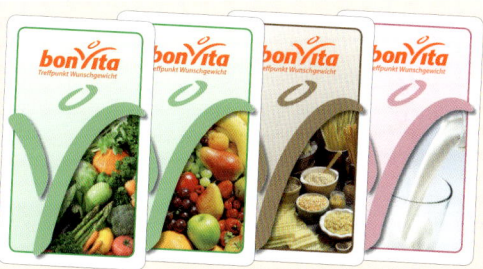

1) Pumpernickel mit Olivencreme

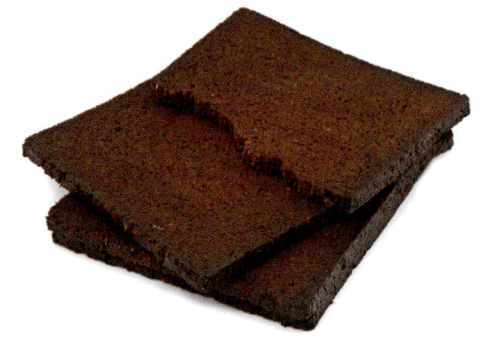

Zutaten:

20 g grüne Oliven ohne Stein
2 EL Frischkäse (10 % F. i.Tr.)
1 TL Zitronensaft
Salz, Cayennepfeffer
3 runde Scheiben Pumpernickel (à 20 g)
1 Möhre
100 g Salatgurke

Zubereitung:

Oliven klein schneiden, mit Frischkäse und Zitronensaft verrühren, mit Salz und Cayennepfeffer abschmecken. Pumpernickel in einer beschichteten Pfanne ohne Fett auf jeder Seite leicht anrösten, herausnehmen und abkühlen lassen. Möhre schälen, Gurke waschen, beides in Stifte schneiden. Geröstete Pumpernickel mit Olivencreme bestreichen. Möhren- und Gurkenstifte dazu essen.

Nährwerte:

214 kcal
10,5 g Eiweiß
30,0 g Kohlenhydrate
3,0 g Fett
2,5 BE

2) Tropischer Schichtjoghurt

Zutaten:

2 Maracujas
2 TL flüssiger Honig
2 TL Limettensaft
2 EL Apfelsaft
60 g Mango
30 g Frischkäse (10 % F. i.Tr.)
75 g fettarmer Joghurt (1,5 % Fett)
10 gehackte Haselnüsse

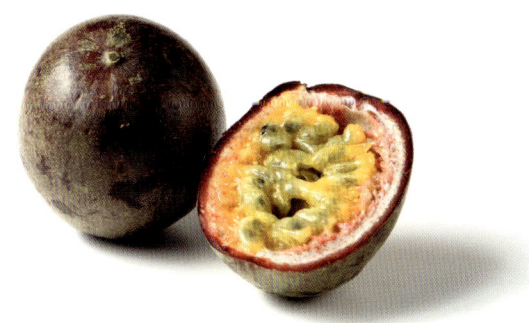

Zubereitung:

Maracujas halbieren und das Fruchtfleisch herauslöffeln. Mit 1 TL Honig und 1 TL Limettensaft kurz pürieren und durch ein Sieb streichen. Apfelsaft untermischen. Mango schälen,
Fruchtfleisch vom Stein schneiden, würfeln und mit der Maracujamasse mischen. Frischkäse, Joghurt, übrigen Limettensaft und restlichen Honig gut verrühren. Haselnüsse in einer
beschichteten Pfanne ohne Fett rösten. Maracujamasse in ein Glas geben. Joghurtmasse
darauf schichten und 30 Minuten kalt stellen. Kurz vor dem Servieren mit den gerösteten
Haselnüssen bestreuen.

Nährwerte:

303 kcal
10,0 g Eiweiß
38,0 g Kohlenhydrate
10,5 g Fett
3,2 BE

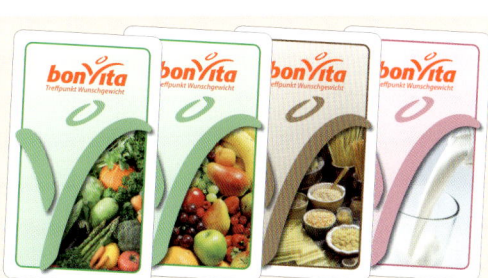

1) Pikantes Mango-Sandwich

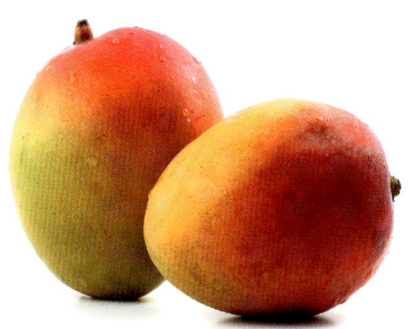

Zutaten:

50 g Mango
4 Kirschtomaten
1/2 Frühlingszwiebel
4 Salat- oder Spinatblätter
2 Scheiben Vollkorntoast
1 EL Frischkäse (15 % F. i.Tr.)
Salz, geriebene Muskatnuss

Zubereitung:

Mango schälen, das Fruchtfleisch vom Stein schneiden und in Scheiben teilen. Tomaten, Frühlingszwiebel und Salat- oder Spinatblätter waschen. Tomaten in Scheiben schneiden. Frühlingszwiebel putzen, in feine Ringe teilen. Brot toasten und mit Frischkäse bestreichen. 1 Toastscheibe mit 2 Salat- oder Spinatblättern, Mango- und Tomatenscheiben belegen, mit Frühlingszwiebelringen bestreuen, mit Salz und Muskat leicht würzen. Mit dem übrigen Salat oder Spinat bedecken und die zweite Brotscheibe darauf legen. Das Sandwich halbieren.

Nährwerte:

256 kcal
15,7 g Eiweiß
35,8 g Kohlenhydrate
4,4 g Fett
3,0 BE

2) Fruchtsalat auf Kefirschaum

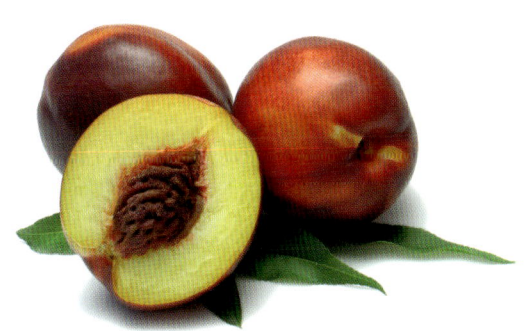

Zutaten:

1 kleine Nektarine

50 g Erdbeeren oder Himbeeren

Vanillearoma (Streuwürze)

60 g Kefir (Magerstufe)

30 g saure Sahne (10 % Fett)

1 TL flüssiger Honig oder Ahornsirup

gemahlener Zimt und Kardamom

ein paar Heidelbeeren und einige Blätter Zitronenmelisse

Zubereitung:

Das Obst waschen. Nektarine entsteinen, Fruchtfleisch in Würfel schneiden. Die Beeren halbieren oder vierteln. Vanillearoma über das Obst geben und 10 Minuten ziehen lassen. Kefir mit saurer Sahne und Honig oder Ahornsirup schaumig rühren, mit je 1 Prise Zimt und Kardamom würzen. Kefirschaum auf einen Teller geben, das Obst in die Mitte setzen und die Heidelbeeren am Tellerrand verteilen. Mit Zitronenmelisse garnieren.

Nährwerte:

170 kcal

3,9 g Eiweiß

26,2 g Kohlenhydrate

5,5 g Fett

2,2 BE

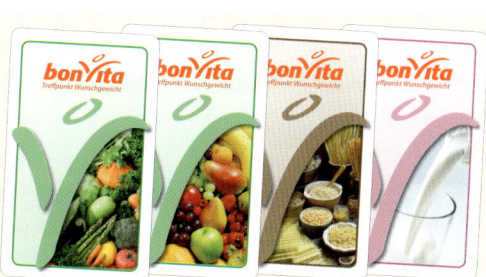

1) Gemüsesticks mit Tomaten-Feta-Dip

Zutaten:

1 Tomate

30 g Feta-Schafskäse (45 % F. i.Tr.)

15 g Sonnenblumenkerne

Tabascosoße

100 g Paprikaschoten

50 g Möhren

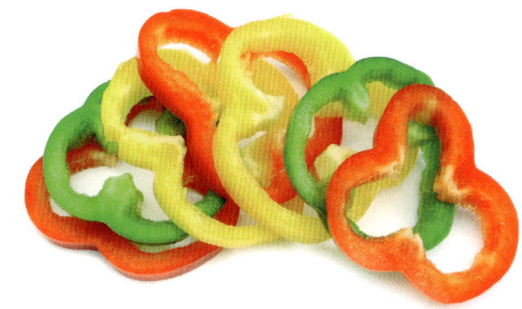

Zubereitung:

Tomate waschen, in Stücke schneiden, mit dem Feta-Käse und den Sonnenblumenkernen in einem Mixer zu einem cremigen Dip vermischen. Mit Tabasco abschmecken. Paprika putzen, waschen. Möhren schälen. Beides in Stifte schneiden und zum Dip reichen.

Nährwerte:

200 kcal

10,1 g Eiweiß

8,3 g Kohlenhydrate

12,7 g Fett

0,7 BE

2) Roggenbrötchen mit Birnenmus

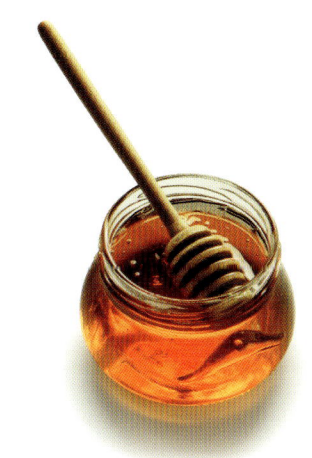

Zutaten:

1 reife Birne
1 TL flüssiger Honig
1 EL Zitronensaft
1 Vollkornbrötchen
1 EL Magerquark

Zubereitung:

Birne schälen, entkernen und in Stücke schneiden. Birne mit Honig und Zitronensaft in ein hohes Gefäß geben und mit dem Pürierstab zu einem Mus verarbeiten. Brötchen aufschneiden, beide Hälften mit Quark und Birnenmus bestreichen.

Nährwerte:

223 kcal
8,0 g Eiweiß
44,5 g Kohlenhydrate
0,0 g Fett
3,7 BE

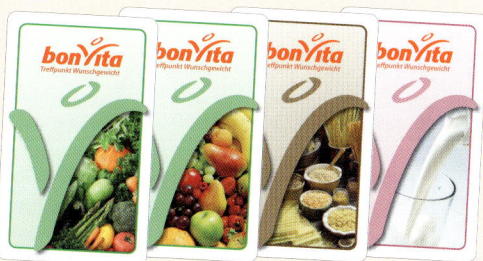

3.4 Das Mittagessen

Halbzeit

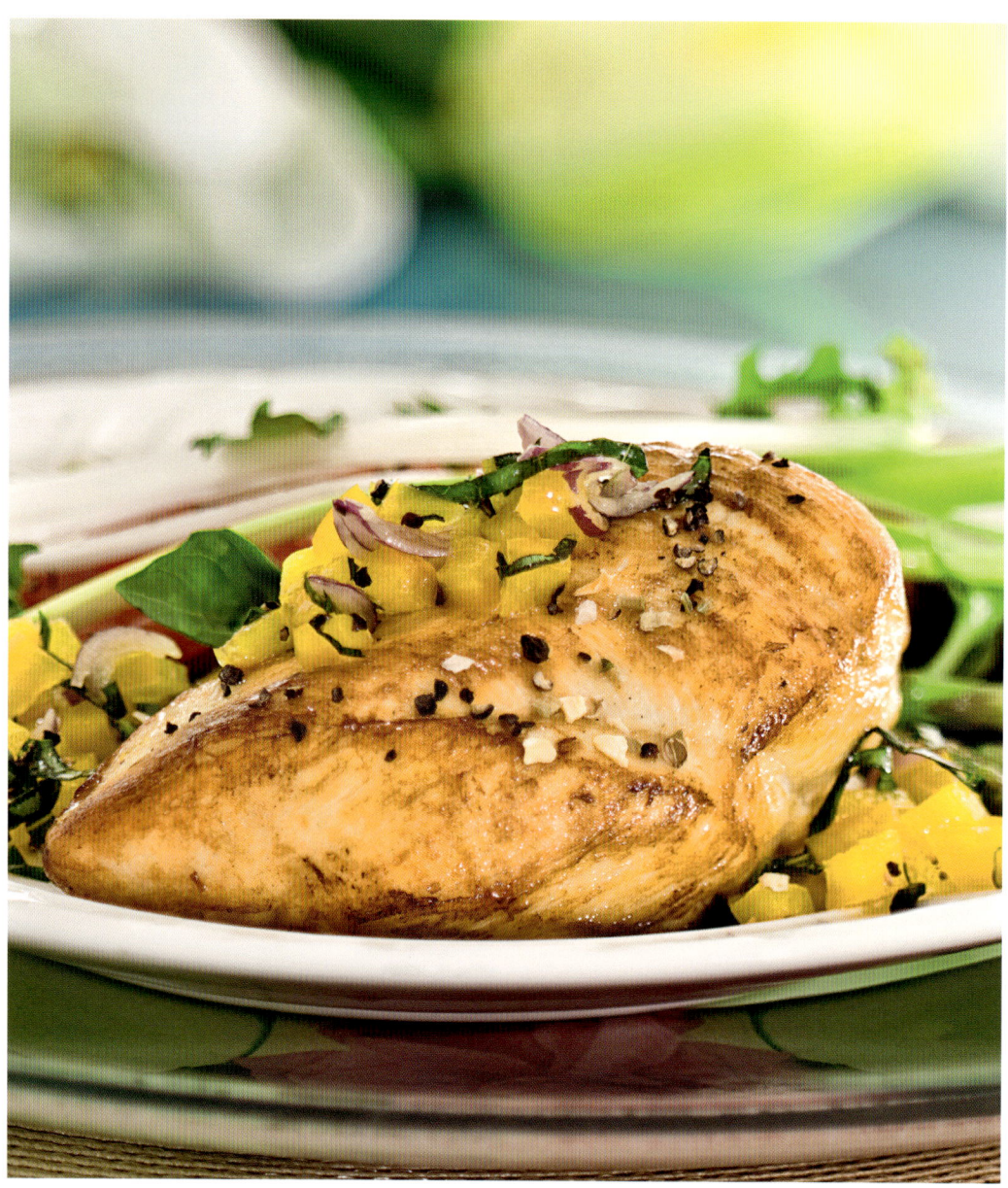

Putenbrust im Gemüsebett

Zutaten:

1 Knoblauchzehe
1 EL Sojasoße
1 EL trockener Sherry
1/2 TL klein geschnittener Ingwer, Pfeffer
125 g Putenbrustfilet
65 g Naturreis, Salz
1 Zwiebel
75 g Möhren, 75 g Lauch
50 g rote Paprikaschoten
125 ml Gemüsebrühe (Instant)
1 EL Rapsöl
Schnittlauchröllchen

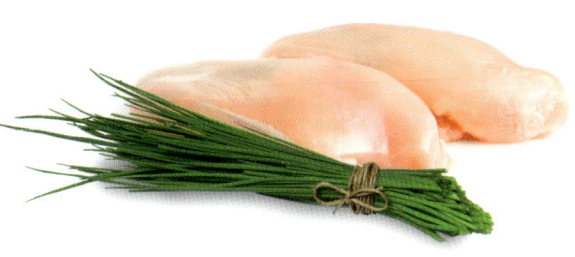

Zubereitung:

Knoblauch abziehen, zerdrücken, mit Sojasoße, Sherry, Ingwer und Pfeffer zu einer Marinade verrühren. Putenbrust abbrausen, in feine Streifen schneiden und **ca. 1 Stunde in die Marinade legen**. Inzwischen den Reis nach Packungsangabe in Salzwasser garen. Zwiebel abziehen, würfeln. Möhren schälen, in dünne Scheiben schneiden. Lauch und Paprika putzen, waschen, in schmale Streifen schneiden. Gemüse in Gemüsebrühe ca. 5 Minuten dünsten. Das Fleisch in einem Sieb abtropfen lassen, die Marinade dabei auffangen. Fleisch in heißem Öl anbraten. Das Gemüse samt der Brühe zugeben und weitere 5–10 Minuten (je nach gewünschter Bissfestigkeit) bei kleiner Hitze ziehen lassen. Mit der Marinade je nach Geschmack nachwürzen und mit Schnittlauch bestreuen.

Nährwerte:

575 kcal
41,0 g Eiweiß
59,6 g Kohlenhydrate
14,9 g Fett
5,0 BE

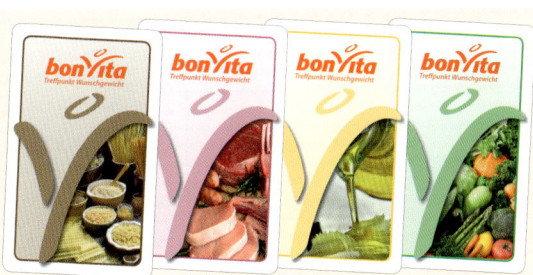

Feurige Gulaschsuppe

Zutaten:

1 Knoblauchzehe
100 g rote Paprikaschoten
2 Tomaten
250 g Kartoffeln (fest kochend)
50 g Möhren
125 g Rindfleisch
1 EL Olivenöl
1 Zwiebel
Paprikapulver (edelsüß)
Salz, Pfeffer
Cayennepfeffer
gehackter Majoran
1 EL Crème fraîche

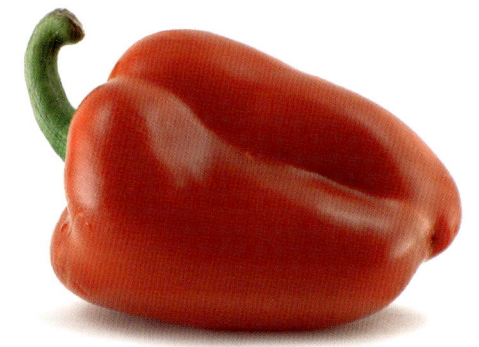

Zubereitung:

Knoblauch abziehen, hacken. Paprika putzen, abbrausen, würfeln. Tomaten waschen, würfeln. Kartoffeln und Möhren schälen, beides würfeln. Fleisch abbrausen, trocken tupfen, würfeln und in heißem Öl anbraten. Zwiebel abziehen, klein hacken und zum Fleisch geben. 1 EL Paprikapulver darüber streuen, umrühren und kurz schmoren lassen. Knoblauch, Paprikawürfel, Gewürze, Majoran, Tomaten, etwa 300 ml Wasser und Möhren zum Fleisch geben und das Ganze insgesamt 75 Minuten köcheln lassen. Nach 60 Minuten Kartoffeln zugeben, fertig garen. Mit Crème fraîche abschmecken und servieren.

Nährwerte:

548 kcal
35,5 g Eiweiß
48,5 g Kohlenhydrate
21,5 g Fett
4,0 BE

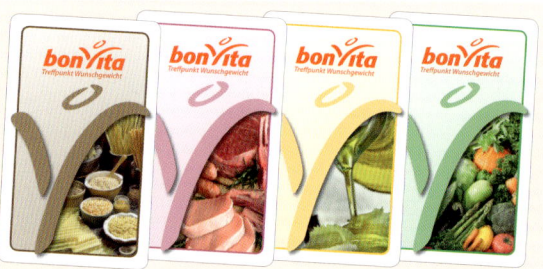

Hühnergeschnetzeltes mit Zuckerschoten und Radicchio

Zutaten:

125 g Hähnchenbrustfilet	1 Zwiebel
1 Chilischote	50 g Radicchio
1 Stängel Zitronengras	1 TL Speisestärke
2 Knoblauchzehen	65 g Vollkornnudeln
1 EL Sojasoße, Salz	1 EL Olivenöl
60 g Zuckerschoten	Pfeffer
125 g Champignons	2 EL Kondensmilch

Zubereitung:

Fleisch abbrausen, trocken tupfen, mit einem scharfen Messer schräg in Scheiben schneiden. Chili eventuell entkernen, abbrausen, klein schneiden. Zitronengras putzen, abbrausen, klein schneiden. Knoblauch abziehen, fein hacken. Chili, Zitronengras und Knoblauch mit Sojasoße verrühren und das Fleisch damit **mindestens 4 Stunden marinieren**, dabei mit einem Deckel verschließen.

Nudelwasser mit etwas Salz aufstellen. Zuckerschoten abbrausen, einmal schräg halbieren. Champignons putzen, grob würfeln. Zwiebel abziehen, halbieren und in Scheiben schneiden. Radicchio putzen, waschen, trocken schütteln, klein schneiden. Fleisch aus der Marinade nehmen, abtropfen lassen, mit der Speisestärke vermischen. Zuckerschoten im kochendem Nudelwasser ca. 2 Minuten blanchieren, herausnehmen und die Nudeln ins Wasser geben. Das Fleisch in heißem Öl portionsweise anbraten, würzen, in ein Sieb geben und das Fett auffangen. In diesem Fett in derselben Pfanne Gemüse und Radicchio anbraten. Mit 100 ml Wasser ablöschen und den Bratensatz gut loskochen. Kondensmilch zugeben, alles cremig einkochen. Fleisch zugeben, gut durchrühren und abschmecken. Mit den Nudeln servieren.

Nährwerte:

603 kcal
48,0 g Eiweiß
66,6 g Kohlenhydrate
19,5 g Fett
5,6 BE

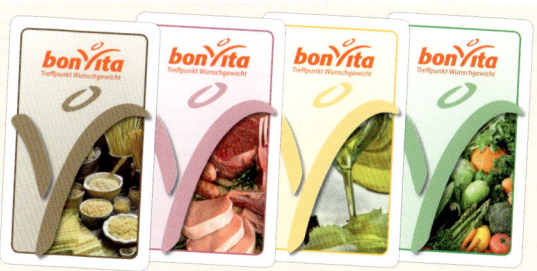

Balsamico-Huhn mit Brokkoli

Zutaten:

1 Knoblauchzehe, 2 Schalotten
125 g Hähnchenbrustfilet
75 g Shiitake-Pilze
65 g Vollkornnudeln, Salz
1 EL Olivenöl
60 ml Weißwein
2 EL Balsamico-Essig
125 g Brokkoliröschen
60 ml Hühnerbrühe (Instant)
Pfeffer

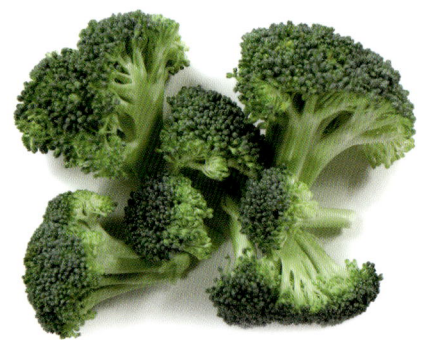

Zubereitung:

Knoblauch abziehen, in feine Scheiben schneiden. Schalotten abziehen, klein schneiden. Hähnchenbrust abbrausen, trocken tupfen, in Streifen schneiden. Pilze putzen. Nudeln nach Packungsangabe in kochendem Salzwasser bissfest garen. Öl in einer großen Pfanne erhitzen, Knoblauch und Schalotten darin unter Rühren andünsten. Zwischen dem Rühren Deckel auf die Pfanne setzen. Wenn die Flüssigkeit nicht reicht, etwas Wasser zugeben. Dann Fleisch und 1/4 des Weins zugeben. So lange kochen lassen, bis das Fleisch gar ist (5–7 Minuten). Bei Bedarf noch etwas Wein nachgießen. Fleisch und gegartes Gemüse mit einem Schaumlöffel herausheben und warm stellen. Jetzt Essig in den Topf geben und bei großer Hitze unter Rühren bis auf die Hälfte einkochen lassen. Hitze reduzieren, Fleisch, gegartes Gemüse, Brokkoli, Pilze, restlichen Wein und die Brühe zugeben und mit Salz und Pfeffer würzen. So lange bei kleiner Hitze kochen, bis der Brokkoli bissfest ist.

Nährwerte:

564 kcal
47,0 g Eiweiß
48,4 g Kohlenhydrate
16,1 g Fett
4,0 BE

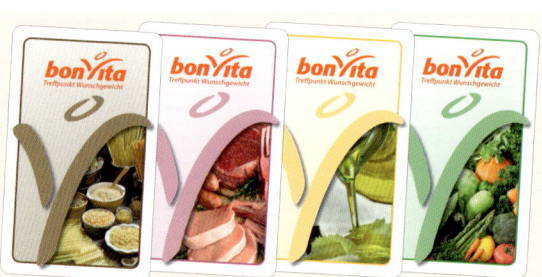

Bunte Hähnchenspieße mit Wildreis

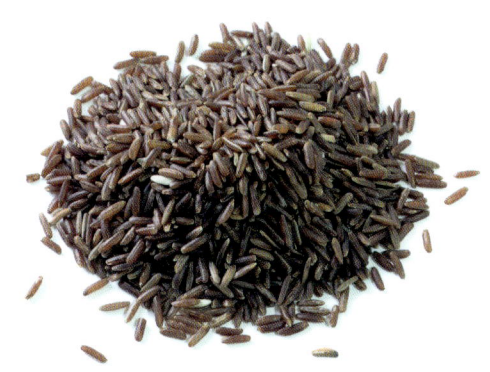

Zutaten:

65 g Langkornreis-Wildreis-Mischung, Salz

2 EL Zitronensaft

1 EL Rapsöl, Pfeffer

125 g Hähnchenbrustfilet

75 g kleine Champignons

1 Zwiebel

75 g gelbe Paprikaschoten

75 g Kirschtomaten

1/4 l Gemüsebrühe (Instant)

einige Stängel Rosmarin

Außerdem: Holz- oder Metallspieße, Öl zum Einfetten

Zubereitung:

Reis nach Packungsangabe in kochendem Salzwasser garen. In der Zwischenzeit Zitronensaft mit Öl, Salz und Pfeffer verrühren. Fleisch abbrausen, trocken tupfen. Champignons
putzen. Fleisch und Pilze in Würfel schneiden und in der Soße marinieren. Backofen auf
200 Grad vorheizen. Holzspieße wässern oder Metallspieße einölen.

Zwiebel abziehen, vierteln. Paprika putzen, waschen, in Rauten schneiden. Tomaten
abbrausen. Abwechselnd Fleisch, Gemüse und Champignons auf Spieße stecken. Die
Brühe in eine Auflaufform geben, Spieße und Rosmarin hineinlegen. Hähnchenspieße
im Ofen bei 200 Grad in etwa 15 Minuten garen. Mit dem Reis servieren.

Nährwerte:

528 kcal

38,7 g Eiweiß

54,2 g Kohlenhydrate

14,6 g Fett

4,5 BE

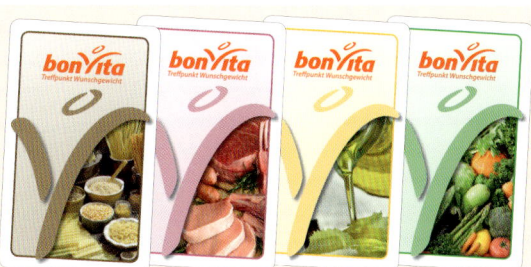

Kalbsschnitzel an bunter Gemüsepfanne

Zutaten:

350 g Kartoffeln (fest kochend), Salz
50 g Frühlingszwiebeln
50 g Möhren
100 g Champignons
100 g Brokkoli
2 TL Rapsöl, Pfeffer
1 TL Sojasoße
1 EL gehackte Petersilie
125 g Kalbsschnitzel
1 TL Zitronensaft

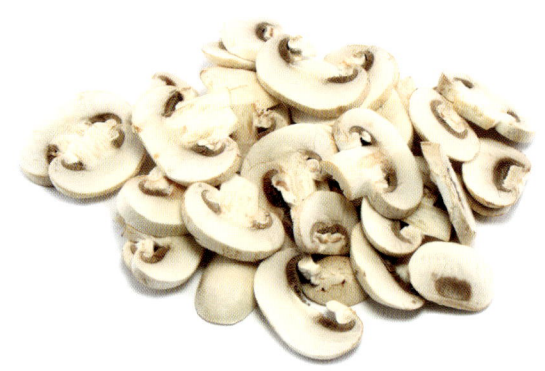

Zubereitung:

Die Kartoffeln schälen, waschen und in kochendem Salzwasser in etwa 20 Minuten garen und warm stellen. Frühlingszwiebeln putzen, abbrausen, in Ringe schneiden. Möhren schälen, Champignons putzen, beides in Scheiben schneiden. Brokkoli in kochendem Wasser blanchieren. 1 TL Öl in einer Pfanne erhitzen, Gemüse und Pilze darin braten, mit Salz, Pfeffer und Sojasoße abschmecken. Mit der Petersilie bestreuen. Kalbsschnitzel abbrausen, trocken tupfen, pfeffern und im übrigen heißen Öl braten. Leicht salzen und mit dem Zitronensaft beträufeln. Kartoffeln, Pilz-Gemüse und Kalbsschnitzel auf einem Teller anrichten.

Nährwerte:

570 kcal
41,0 g Eiweiß
61,5 g Kohlenhydrate
14,0 g Fett
5,1 BE

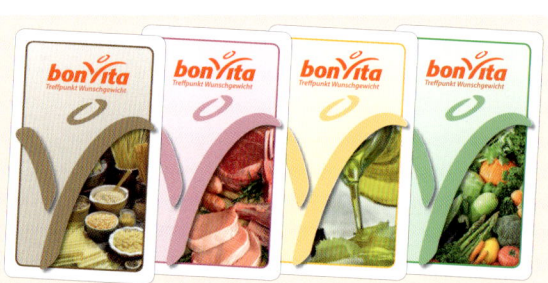

Paprikageschnetzeltes

Zutaten:

65 g Vollkornnudeln, Salz

1 EL Olivenöl

125 g Schweinefilet

1 Frühlingszwiebel

1/2 gelbe Paprikaschote

1/2 rote Paprikaschote

1 Knoblauchzehe

1 TL gehackter Thymian

1 EL Mehl

1 TL Tomatenmark

100 ml Gemüsebrühe (Instant)

Pfeffer

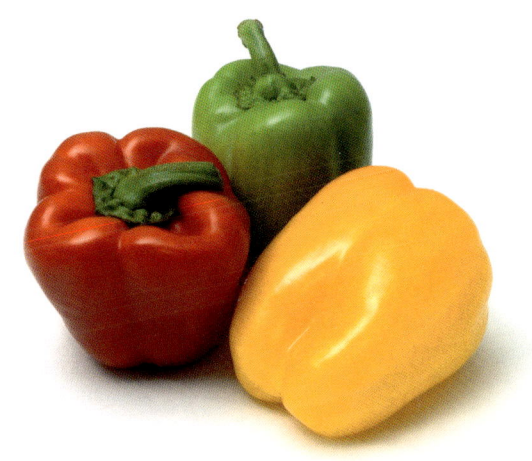

Zubereitung:

Nudeln nach Packungsangabe in kochendem Salzwasser bissfest garen. Öl in einer Pfanne erhitzen. Fleisch abbrausen, trocken tupfen, in Streifen schneiden und im heißen Öl anbraten. Frühlingszwiebel putzen, abbrausen, klein schneiden. Paprika putzen, waschen, in Streifen schneiden. Knoblauch abziehen, durchpressen. Paprika, Frühlingszwiebel, Knoblauch und Thymian in die Pfanne geben. Mehl und Tomatenmark unterrühren und Brühe angießen. Aufkochen und 5 Minuten köcheln lassen. Das Fleisch zugeben, kurz erhitzen und mit Salz und Pfeffer abschmecken. Mit den Nudeln anrichten.

Nährwerte:

596 kcal

41,9 g Eiweiß

67,1 g Kohlenhydrate

18,6 g Fett

5,6 BE

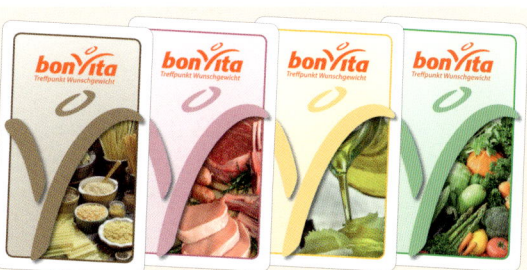

Pilz-Tagliatelle

Zutaten:

75 g Vollkornbandnudeln, Salz

125 g Putenbrustfilet

1 EL Rapsöl

200 g braune Champignons

Pfeffer, 1 Zwiebel

1 TL Weißweinessig

3 EL Gemüsebrühe (Instant)

2 EL saure Sahne (10 % Fett)

1 EL gehackte Petersilie

5 g gehackte Haselnüsse

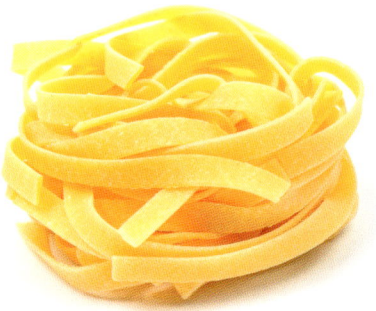

Zubereitung:

Nudeln nach Packungsangabe in kochendem Salzwasser bissfest garen. Putenbrustfilet abbrausen, trocken tupfen, in Streifen schneiden, in einer Pfanne in heißem Öl rundum anbraten und herausnehmen. Pilze putzen, in Scheiben schneiden, in derselben Pfanne unter Rühren anbraten. Salzen, pfeffern und herausnehmen. Zwiebel abziehen, in feine Würfel schneiden und in derselben Pfanne glasig braten. Essig und Brühe dazugießen und alles kurz aufkochen lassen. Saure Sahne, Putenfleisch und Pilze zugeben und gut umrühren. Mit Salz und Pfeffer abschmecken, Petersilie untermischen. Nudeln abtropfen lassen, eine Portion auf einen Teller geben und das Fleisch mit der Pilzsoße darüber verteilen. Nüsse in einer Pfanne ohne Fett kurz anrösten und über die Pilz-Tagliatelle streuen.

Nährwerte:

597 kcal

47,7 g Eiweiß

47,6 g Kohlenhydrate

24,1 g Fett

4,6 BE

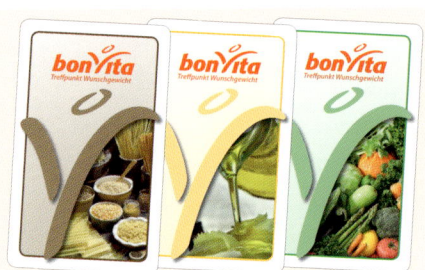

Schollenröllchen an Möhrengemüse

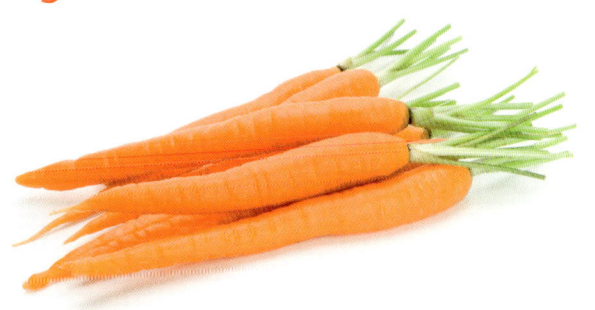

Zutaten:

65 g Langkornreis-Wildreis-Mischung

Salz, 2 Möhren

150 g Schollenfilet

1 TL Senf, Pfeffer

2 EL Zitronensaft

1 TL gehackte Petersilie

1 TL gehackter Dill

2 TL Öl, 1 Zwiebel

100 ml Gemüsebrühe (Instant)

2 EL saure Sahne (10 % Fett)

Außerdem: Holzspießchen

Zubereitung:

Reis nach Packungsangabe in kochendem Salzwasser garen. Möhren schälen, in Scheiben schneiden und in wenig Wasser bissfest garen. Mit Salz abschmecken. Fisch abbrausen, mit Senf bestreichen, mit Salz und Pfeffer würzen. Zitronensaft darüber träufeln. Die Kräuter mit 1 TL Öl vermischen und auf dem Fisch verteilen. Filet einrollen und mit Holzspießchen feststecken. Zwiebel abziehen, klein hacken und im übrigen heißen Öl andünsten, Brühe dazugießen und alles kurz aufkochen lassen. Fisch zufügen und zugedeckt bei kleiner Hitze in etwa 3 Minuten garen. Saure Sahne in die Soße rühren, mit Salz und Pfeffer abschmecken und mit Möhren und Reis anrichten.

Nährwerte:

589 kcal

35,2 g Eiweiß

63,1 g Kohlenhydrate

21,3 g Fett

5,3 BE

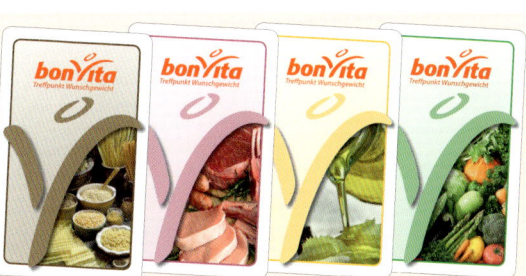

Fruchtiges Hähnchenragout

Zutaten:

65 g Langkornreis-Wildreis-Mischung, Salz

125 g Hähnchenbrustfilet

2 TL Rapsöl

1 Frühlingszwiebel

50 g Möhren

50 g Zucchini

100 g Kürbisfruchtfleisch

100 ml Gemüsebrühe (Instant)

2 EL saure Sahne (10 % Fett)

Currypulver

Paprikapulver (edelsüß)

frischer geriebener Ingwer

Pfeffer

1 EL gehackte Petersilie

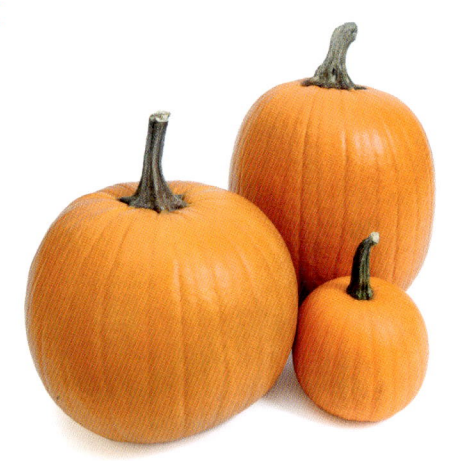

Zubereitung:

Reis nach Packungsangabe in kochendem Salzwasser garen. Fleisch abbrausen, trocken tupfen, in Würfel schneiden und in heißem Öl anbraten. Frühlingszwiebel putzen, abbrausen, klein schneiden. Möhren schälen, Zucchini waschen. Möhren, Zucchini und Kürbis in Würfel schneiden, zum Fleisch geben und mit anbraten. Brühe angießen und alles zugedeckt 5 Minuten köcheln lassen. Saure Sahne, Curry- und Paprikapulver, Ingwer, Salz, Pfeffer und Petersilie zufügen. Mit dem Reis auf einem Teller anrichten.

Nährwerte:

566 kcal

37,8 g Eiweiß

60,6 g Kohlenhydrate

18,4 g Fett

5,1 BE

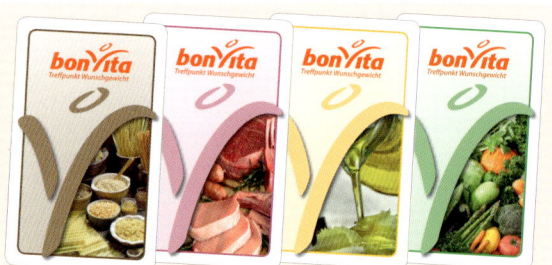

Entenbrustfilet an Apfelrotkohl

Zutaten:

200 g Kartoffeln (fest kochend)

Salz, 200 g Rotkohl

2 EL Rotweinessig

1/2 säuerlicher Apfel

1 Zwiebel

1 TL Johannisbeerkonfitüre

2 TL Rapsöl

1 Gewürznelke

gemahlener Zimt

ca. 250 ml Gemüsebrühe (Instant)

100 g Entenbrustfilet

Pfeffer

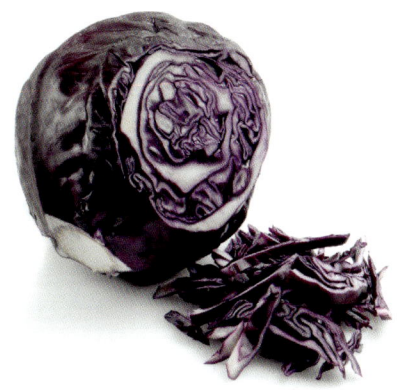

Zubereitung:

Kartoffeln schälen, waschen und in kochendem Salzwasser in etwa 20 Minuten garen. Rotkohl in feine Streifen schneiden, abbrausen, mit Salz und Essig mischen und kurz durchziehen lassen. Apfel entkernen. Zwiebel abziehen, klein schneiden. Beides mit Johannisbeerkonfitüre in 1 TL Öl andünsten. Rotkohl, Gewürznelke und Zimt dazugeben und Brühe angießen. Bei kleiner Hitze zugedeckt 20 Minuten köcheln lassen (eventuell noch etwas Brühe nachgießen). Nun die Entenbrust abbrausen, trocken tupfen, auf der Hautseite leicht einschneiden und im übrigen Öl in einer Pfanne mit der Hautseite nach unten etwa 10 Minuten braten. Nach dem Anbraten salzen und pfeffern. Wenden und weitere 5 Minuten braten. Kartoffeln, Rotkohl und Entenbrust auf einem Teller anrichten.

Nährwerte:

606 kcal

26,4 g Eiweiß

52,0 g Kohlenhydrate

29,3 g Fett

4,3 BE

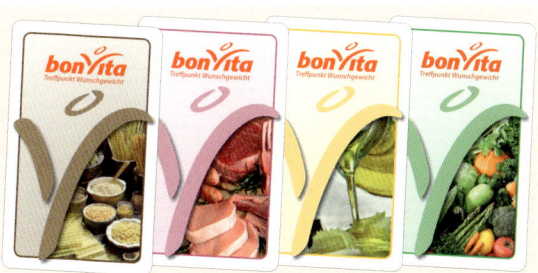

Lammsteak an Paprika-Möhren-Gemüse

Zutaten:

350 g Kartoffeln (fest kochend)

Salz, 1 Zwiebel

2 TL Öl

100 g Möhren

100 g rote Paprikaschoten

1 Knoblauchzehe

50 ml Gemüsebrühe (Instant)

Pfeffer

gehackte Petersilie

125 g Lammfiletsteak

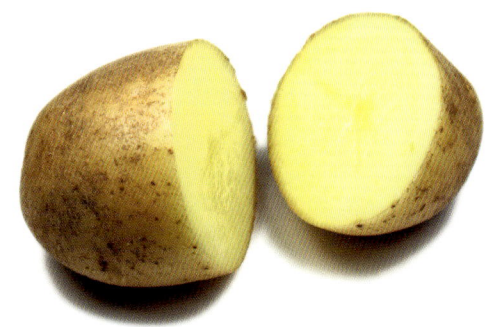

Zubereitung:

Kartoffeln waschen, in kochendem Salzwasser in etwa 20 Minuten garen, etwas abkühlen lassen und pellen. Zwiebel abziehen, klein schneiden und in 1 TL Öl andünsten. Möhren schälen, in Scheiben teilen. Paprika putzen, abbrausen und in Rauten schneiden. Knoblauch abziehen, durchpressen und zusammen mit Möhren und Paprika zur Zwiebel geben. Alles kurz durchbraten und Gemüsebrühe angießen. In 5 Minuten garen und mit Salz, Pfeffer und Petersilie abschmecken. Das Fleisch abbrausen, trocken tupfen, im übrigen Öl anbraten, mit Salz und Pfeffer würzen. Mit dem Gemüse servieren.

Achtung: Lamm muss sehr heiß serviert werden!

Nährwerte:

560 kcal

35,5 g Eiweiß

63,5 g Kohlenhydrate

16,8 g Fett

5,3 BE

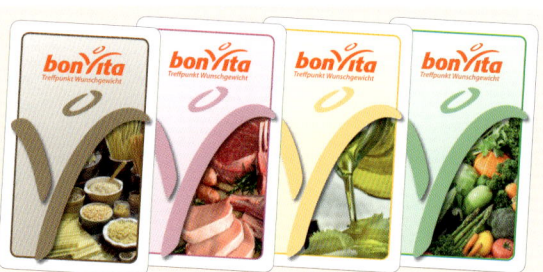

Hacksteaks mit Zucchinireis

Zutaten:

65 g Naturreis, Salz

200 g Zucchini

2 TL Olivenöl

gehackte Petersilie

Pfeffer

1 Zwiebel

125 g Rinderhackfleisch

2 EL Magerquark

1 TL gehackte Minze

1 TL Essig

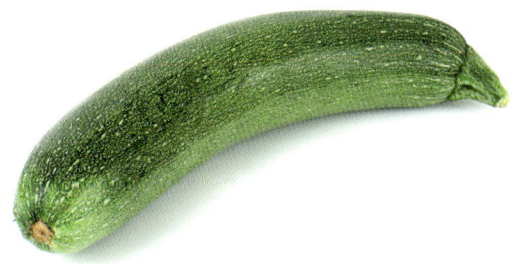

Zubereitung:

Reis nach Packungsangabe in kochendem Salzwasser garen. Inzwischen Zucchini waschen, in Würfel schneiden. 1 TL Öl in einer Pfanne erhitzen und Zucchini darin rundum anbraten. Zucchini und Petersilie zum gegarten Reis geben, mit Salz und Pfeffer abschmecken. Zwiebel abziehen, hacken. Hackfleisch mit 1 EL Quark, Zwiebel, Salz und Pfeffer vermischen, daraus Bällchen formen und flach drücken. Übriges Öl in einer Pfanne erhitzen und die Hacksteaks rundum braten. Zum Schluss restlichen Quark mit Minze und Essig verrühren, mit Salz und Pfeffer abschmecken (eventuell etwas Wasser zugeben). Hacksteaks mit Reis servieren. Quark-Dip dazu servieren.

Nährwerte:

602 kcal

43,5 g Eiweiß

56,1 g Kohlenhydrate

18,1 g Fett

4,7 BE

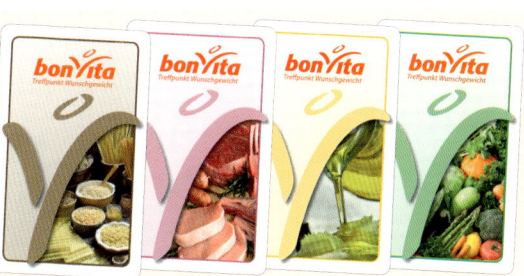

Rote Fischpfanne

Zutaten:

65 g Naturreis, Salz
150 g Rotbarschfilet
Zitronensaft, Pfeffer
1 Frühlingszwiebel
50 g Petersilienwurzel
1 EL Olivenöl
50 ml Gemüsebrühe (Instant)
50 ml Kondensmilch (10 % Fett)
150 g Kirschtomaten
1 EL gehackter Dill
Paprikapulver (edelsüß)

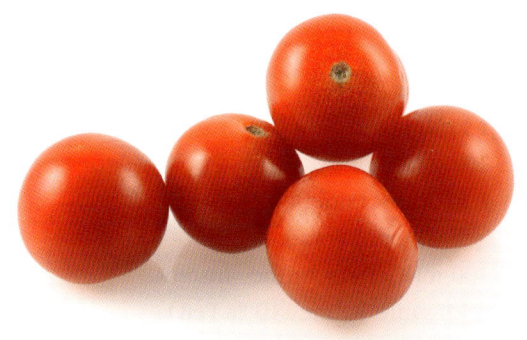

Zubereitung:

Reis nach Packungsangabe in kochendem Salzwasser garen. Fisch abbrausen, trocken tupfen, in Stücke schneiden, mit etwas Zitronensaft beträufeln, salzen und pfeffern. Frühlingszwiebel putzen, abbrausen, in Ringe schneiden. Petersilienwurzel putzen, in Würfel schneiden. Öl in einer Pfanne erhitzen, Fisch und Gemüse darin anbraten, mit Zitronensaft ablöschen. Brühe und Kondensmilch dazugießen und das Ganze ca. 3 Minuten köcheln lassen. Kirschtomaten waschen, halbieren und zusammen mit dem Dill zufügen. Mit Salz, Pfeffer und Paprikapulver abschmecken. Fisch vorm Servieren kurz ziehen lassen und mit dem Reis anrichten.

Nährwerte:

549 kcal
35,8 g Eiweiß
63,2 g Kohlenhydrate
22,9 g Fett
5,3 BE

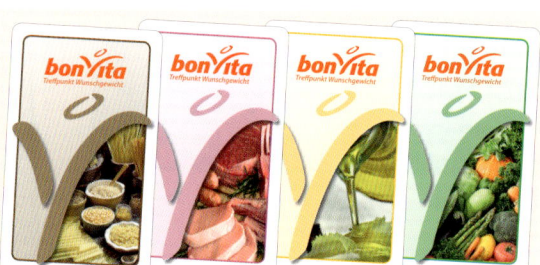

Putenschnitzel mit Champignons und Nudeln

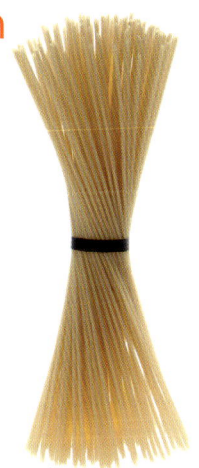

Zutaten:

60 g Vollkornnudeln, Salz
1 EL Rapsöl
125 g Putenschnitzel
Pfeffer
200 g Champignons
2 Frühlingszwiebeln
50 ml Kondensmilch (10 % Fett)
etwas gekörnte Gemüsebrühe (Instant)

Zubereitung:

Nudeln nach Packungsangabe in kochendem Salzwasser bissfest garen. Das Öl in einer Pfanne erhitzen. Schnitzel abbrausen, trocken tupfen, von beiden Seiten anbraten. Mit Salz und Pfeffer würzen. Schnitzel aus der Pfanne nehmen und beiseite stellen. Champignons putzen, in Scheiben schneiden, im Bratfett anbraten. Frühlingszwiebeln abbrausen, in feine Ringe schneiden und zu den Champignons geben. Mit Salz und Pfeffer abschmecken. Kondensmilch mit 2 EL Wasser und gekörnter Gemüsebrühe verrühren. Zu den Pilzen gießen und etwas einkochen lassen. Putenschnitzel in der Soße erwärmen. Mit den Nudeln und der Champignonsoße servieren.

Nährwerte:

564 kcal
47,7 g Eiweiß
56,9 g Kohlenhydrate
23,9 g Fett
4,7 BE

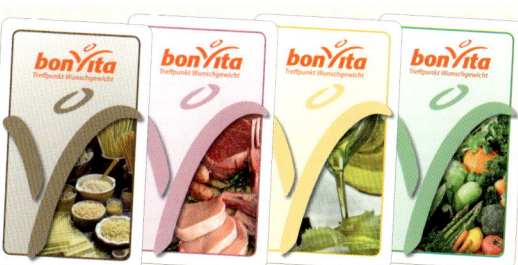

Seelachsfilet auf gemischten Salat

Zutaten:

65 g Naturreis, Salz
150 g Seelachsfilet
Zitronensaft, Pfeffer
1 EL Rapsöl
50 g Blattsalat nach Wahl
100 g Salatgurke
2 Tomaten
30 g Sojasprossen
10 g Pinienkerne
1 TL Essig
3 EL kalte Gemüsebrühe (Instant)
Paprikapulver (edelsüß)
Schnittlauchröllchen

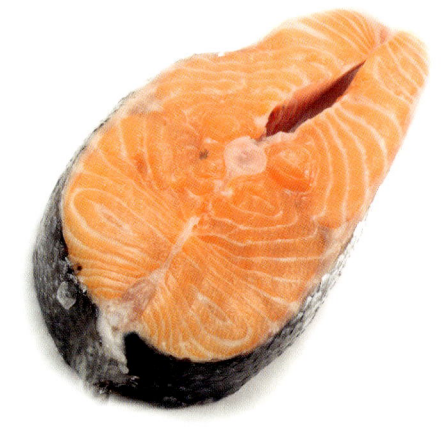

Zubereitung:

Den Reis nach Packungsangabe in kochendem Salzwasser garen. Seelachsfilet abbrausen, trocken tupfen, mit Zitronensaft beträufeln. Mit Salz und Pfeffer würzen. Das Öl in einer Pfanne erhitzen und den Fisch darin anbraten.

In der Zwischenzeit Blattsalat putzen, abbrausen, in mundgerechte Stücke zupfen. Gurke und Tomaten waschen, in Scheiben schneiden. Alles in eine Schüssel geben und mischen. Sojasprossen und Pinienkerne unterheben. Für die Salatsoße Essig, Gemüsebrühe, Salz, Pfeffer, Paprikapulver und Schnittlauch gut miteinander vermischen und über den Salat gießen. Kurz durchziehen lassen. Gebratenes Seelachsfilet mit Reis und Salat servieren.

Nährwerte:

581 kcal
36,6 g Eiweiß
55,0 g Kohlenhydrate
21,6 g Fett
4,6 BE

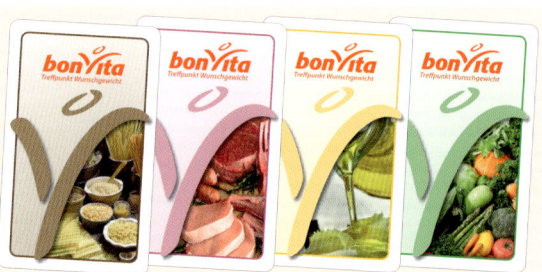

Bajan-Thunfisch

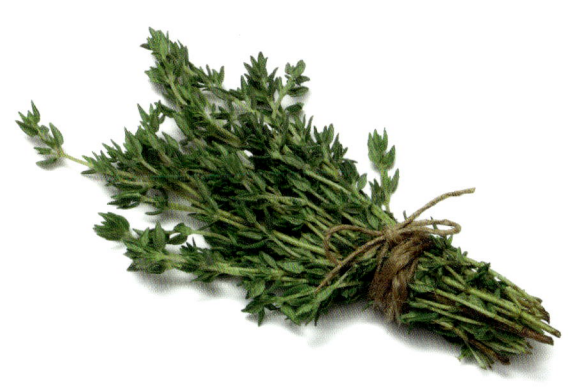

Zutaten:

1 kleine Zwiebel
2 TL Olivenöl
125 g Thunfischsteak
Salz, Pfeffer
150 g sehr reife Tomaten
(ersatzweise Tomaten und Saft aus der Dose)
1 TL gehackter Thymian
1 TL gehackter Majoran
1 TL gehackte Petersilie
1 Knoblauchzehe
40 g Vollkornnudeln

Zubereitung:

Backofen auf 175 Grad vorheizen. Zwiebel abziehen, in Scheiben schneiden. Eine Auflaufform mit 1 TL Öl einfetten und mit Zwiebelscheiben auslegen. Thunfischsteak abbrausen,
trocken tupfen, auf die Zwiebelscheiben legen und mit Salz und Pfeffer würzen. Tomaten
waschen, in Scheiben schneiden und den Thunfisch damit bedecken. (Tomaten aus der Dose
klein schneiden und mit etwas Saft über das Fleisch geben.) Tomaten mit Salz und Pfeffer
würzen und mit dem übrigen Öl beträufeln. Thymian, Majoran und Petersilie darüber streuen.
Knoblauch abziehen, grob würfeln und darüber verteilen. Thunfisch im vorgeheizten Ofen
bei 175 Grad auf der mittleren Schiene in 20–25 Minuten garen. (Der Thunfisch sollte gar sein,
die Zwiebel- und Tomatenscheiben aber nicht zu weich werden.) Inzwischen Nudeln nach
Packungsangabe in kochendem Salzwasser bissfest garen und mit dem Thunfisch servieren.

Nährwerte:

603 kcal
37,1 g Eiweiß
76,1 g Kohlenhydrate
32,8 g Fett
6,3 BE

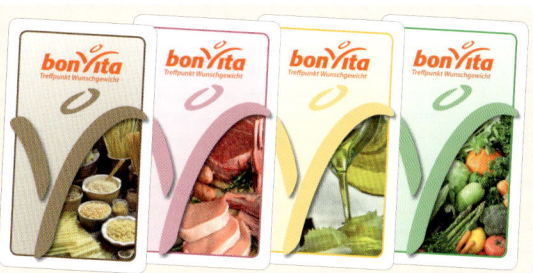

Provenzalische Fischspieße

Zutaten:

65 g Naturreis, Salz

150 g Rotbarsch- oder Schwertfischfilet

100 g rote Paprikaschoten

100 g Zucchini

1 EL Olivenöl

Saft von 1 Zitrone

2 cl süßer Weißwein oder Martini Bianco

1 TL Sojasoße

1/2 TL gehackter Thymian

1/2 TL gehackter Rosmarin

1/2 TL gehackter Oregano

1/2 TL gehacktes Basilikum

1 Knoblauchzehe, Pfeffer

Außerdem: Holz- oder Metallspieße, Öl zum Einfetten

Zubereitung:

Den Reis nach Packungsangabe in kochendem Salzwasser garen. Backofen-Grill vorheizen. Fischfilet abbrausen, trocken tupfen, in große Würfel schneiden. Paprika putzen, abbrausen, grob würfeln. Zucchini waschen, in Scheiben schneiden. Holzspieße wässern oder Metallspieße einölen. Fisch und Gemüse abwechselnd aufspießen. Aus Öl, Zitronensaft, Weißwein oder Martini, Sojasoße und gehackten Kräutern eine Marinade rühren. Knoblauch abziehen, dazupressen. Mit Salz und Pfeffer würzen. Die Fischspieße mit der Marinade mehrfach gut einpinseln, auf ein Gitter legen und in den Backofen-Grill auf die zweite Schiene von oben einschieben. Ein mit Backpapier belegtes Backblech darunter schieben. Spieße 8 Minuten grillen, wenden und mit Marinade einpinseln. Zweite Seite 4 Minuten grillen. Fischspieße mit dem Reis servieren.

Tipp: Wer keinen Backofen-Grill hat, kann die marinierten Spieße auch auf ein Backblech legen und im vorgeheizten Ofen bei 220 Grad etwa 15 Minuten braten.

Nährwerte:

581 kcal

38,7 g Eiweiß

59,8 g Kohlenhydrate

15,3 g Fett

5,0 BE

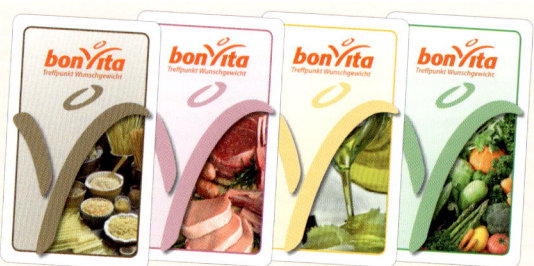

Puten-Gemüse-Schaschlik in Tomatensoße

Zutaten:

65 g Naturreis, Salz
125 g Putenbrustfilet
50 g rote Paprikaschoten
1 Zwiebel
2 TL Öl, Pfeffer
Currypulver

Paprikapulver (edelsüß)
gehackte Kräuter
50 g Lauch
50 g Möhren
75 g passierte Tomaten (aus der Dose)

Außerdem: Holz- oder Metallspieße, Öl zum Einfetten

Zubereitung:

Den Reis nach Packungsangabe in kochendem Salzwasser garen. Die Holzspieße in Wasser legen oder die Metallspieße einölen. Backofen-Grill vorheizen. Fleisch abbrausen, trocken tupfen. Paprika putzen, abbrausen. Zwiebel abziehen. Alles in Würfel schneiden. Abwechselnd Fleisch- und Gemüsewürfel auf die Spieße stecken. Spieße mit 1 TL Öl bestreichen und auf ein Gitter legen. In den Backofen-Grill auf die mittlere Schiene schieben, ein mit Backpapier belegtes Backblech darunter schieben. Spieße etwa 15 Minuten grillen. Wenn das Fleisch gar ist, mit Salz, Pfeffer, Curry- und Paprikapulver sowie den Kräutern würzen. Für die Soße Lauch waschen, in Streifen schneiden. Möhren schälen, raspeln. Beides im übrigen Öl andünsten. Die passierten Tomaten dazugeben, etwas einkochen lassen und würzig abschmecken. Mit dem Reis und den Spießen servieren.

Tipp: Wer keinen Backofen-Grill hat, kann die marinierten Spieße auch auf ein Backblech legen und im vorgeheizten Ofen bei 220 Grad 15–20 Minuten braten.

Nährwerte:

533 kcal
39,2 g Eiweiß
57,6 g Kohlenhydrate
14,8 g Fett
4,8 BE

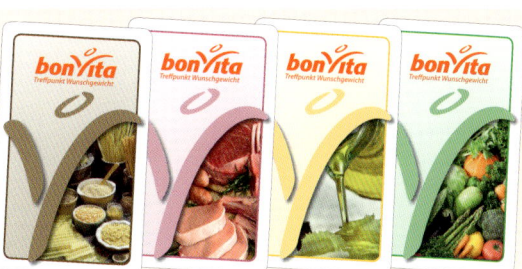

Weißwein-Hähnchenauflauf

Zutaten:

50 g Schalotten

300 g Kartoffeln (fest kochend)

200 g Möhren

125 g Hähnchenbrustfilet, Salz

2 Knoblauchzehen

1/4 Chilischote

einige Blätter Majoran

1 EL Olivenöl

30 ml Weißwein

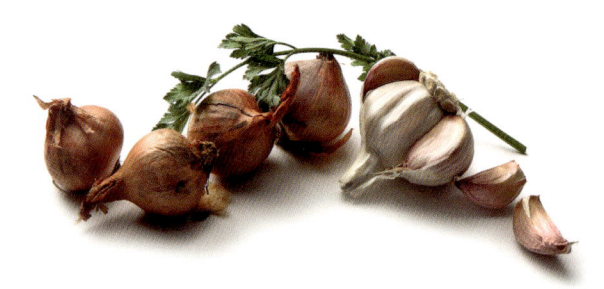

Zubereitung:

Backofen auf 220 Grad vorheizen. Schalotten abziehen. Kartoffeln schälen, waschen. Beides längs halbieren. Möhren schälen, in 2 cm dicke Scheiben schneiden. Fleisch abbrausen, trocken tupfen, in Stücke schneiden und nach Belieben salzen. Kartoffeln in eine Auflaufform geben. Knoblauch abziehen. Chili eventuell entkernen, abbrausen. Beides mit Fleisch, Schalotten, Möhren und klein gezupften Majoranblättchen zwischen den Kartoffeln arrangieren und Öl darüber träufeln. Auflauf im vorgeheizten Ofen bei 220 Grad auf der obersten Schiene etwa 5 Minuten garen. Dann die Ofentemperatur auf 125 Grad reduzieren und den Auflauf weitere 70 Minuten bräunen. Wein darüber gießen. Das Gericht in der Auflaufform servieren.

Nährwerte:

535 kcal

38,9 g Eiweiß

57,5 g Kohlenhydrate

12,9 g Fett

4,8 BE

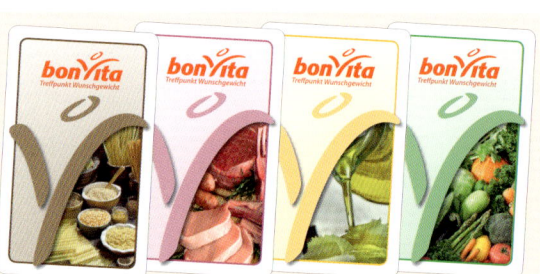

Nudel-Gemüse-Pfanne mit Rindfleisch

Zutaten:

125 g Rinderhüftsteak
1 EL Öl
100 g Champignons
100 g rote oder gelbe Paprikaschoten
50 g Lauch
60 ml Rotwein
1 Knoblauchzehe
1 EL flüssiger Bratenfond
Salz, Pfeffer
55 g Vollkornnudeln (z. B. Farfalle)
1 EL Speisestärke

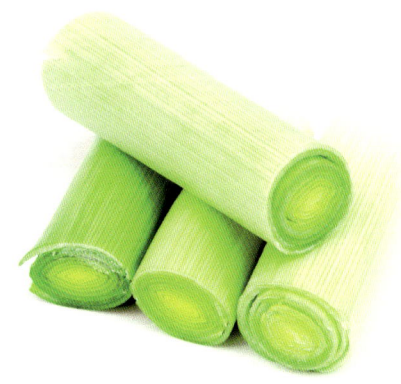

Zubereitung:

Das Rinderhüftsteak abbrausen, trocken tupfen, in dicke Streifen schneiden. In einer beschichteten Pfanne Öl heiß werden lassen und das Fleisch kräftig von allen Seiten anbraten. Champignons putzen, halbieren. Zum Fleisch geben und leicht bräunen. Paprika putzen, waschen, in dicke Streifen schneiden und unter das Fleisch heben. Lauch putzen, in Ringe schneiden. Kurz mitschmoren, damit der Lauch nicht zu braun wird. Rotwein angießen und die Temperatur auf mittlere Hitze reduzieren. Knoblauch abziehen, hacken, in die Pfanne geben und mit Bratenfond, Salz und Pfeffer würzen. Deckel auflegen und ca. 10 Minuten schmoren lassen. Inzwischen die Nudeln nach Packungsangabe in kochendem Salzwasser bissfest garen und gut abtropfen lassen. Nudeln in die Pfanne zum Rindfleisch geben und mit 250 ml Wasser auffüllen. Soße mit kalt angerührter Speisestärke binden. Servieren.

Nährwerte:

595 kcal
40,5 g Eiweiß
58,2 g Kohlenhydrate
18,3 g Fett
4,9 BE

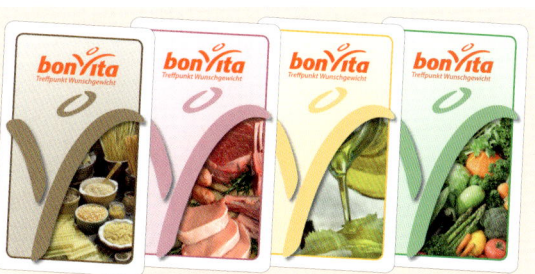

129

Ingwerpfanne mit Schweinefilet

Zubereitung:

65 g Naturreis, Salz
10 g frischer Ingwer
1 Knoblauchzehe
1 EL Sojasoße
Chiliflocken
125 g Schweineschnitzel
125 g Chinakohl
125 g rote Paprikaschoten
1 EL Öl, Pfeffer
60 ml Gemüsebrühe (Instant)
1 TL Soßenbinder
Schnittlauchröllchen

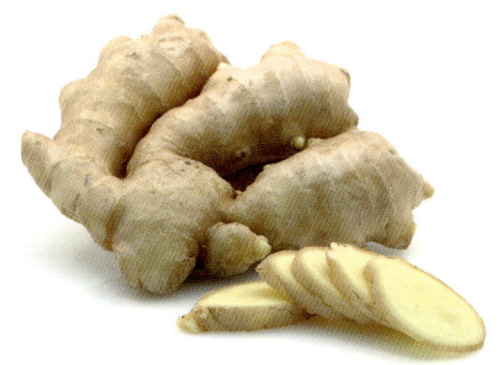

Zubereitung:

Reis nach Packungsangabe in kochendem Salzwasser garen. Ingwer schälen und in feine Streifen schneiden. Knoblauch abziehen, durchpressen und mit Sojasoße und Chiliflocken verrühren. Das Fleisch abbrausen, trocken tupfen, in feine Streifen schneiden. Chinakohl putzen, in breite Streifen teilen. Paprika putzen, abbrausen, in feine Streifen schneiden. Das Fleisch in einer beschichteten Pfanne in heißem Öl rundherum anbraten, mit Salz und Pfeffer würzen. Paprika und Ingwer zugeben und 1 Minute mitbraten. Chinakohl zugeben, 1 Minute braten. Mit der gewürzten Sojasoße und mit Brühe ablöschen, aufkochen. Soßenbinder einrühren, noch mal aufkochen. Mit Salz und Pfeffer würzen. Fleisch mit Reis anrichten und mit Schnittlauch garnieren.

Nährwerte:

570 kcal
37,7 g Eiweiß
64,6 g Kohlenhydrate
16,6 g Fett
5,4 BE

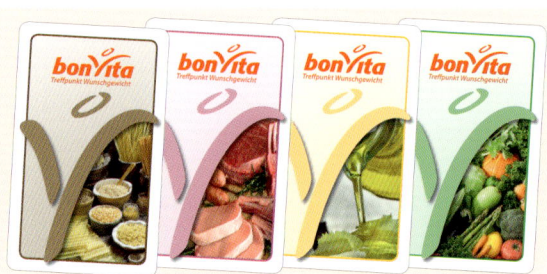

Gedünstetes Pangasiusfilet mit Gemüse

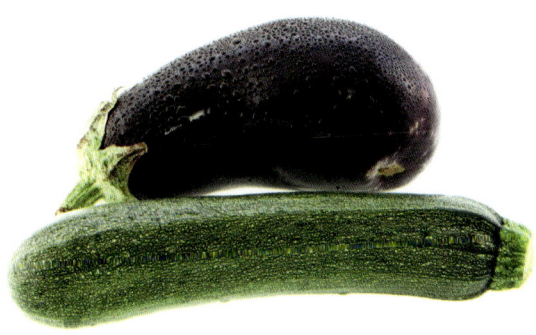

Zutaten:

150 g Pangasiusfilet

1 Zwiebel

1 Tomate

75 g Zucchini

75 g Auberginen

1 Knoblauchzehe

Salz, Pfeffer

Zitronensaft

italienische Kräuter

(gehackte frische oder getrocknete; z. B. Basilikum, Oregano)

1 EL Olivenöl

65 g Naturreis

Zubereitung:

Backofen auf 200 Grad vorheizen. Fischfilet waschen, trocken tupfen. Zwiebel abziehen, in Ringe schneiden. Tomate, Zucchini und Auberginen putzen, waschen, in Scheiben schneiden. Knoblauch abziehen, fein würfeln. Fischfilet in reichlich Alufolie legen, mit Salz und Pfeffer würzen und mit Zitronensaft beträufeln. Zucchini, Auberginen, Tomate und Zwiebel auf dem Fischfilet verteilen und mit Knoblauch, Salz, Pfeffer und italienischen Kräutern würzen. Öl darüber geben. Die Alufolie verschließen und Fisch im vorgeheizten Ofen bei 200 Grad in etwa 30 Minuten garen. In der Zwischenzeit Reis nach Packungsangabe in kochendem Salzwasser garen. Fisch mit dem Reis servieren.

Nährwerte:

531 kcal

30,1 g Eiweiß

56,8 g Kohlenhydrate

17,4 g Fett

4,7 BE

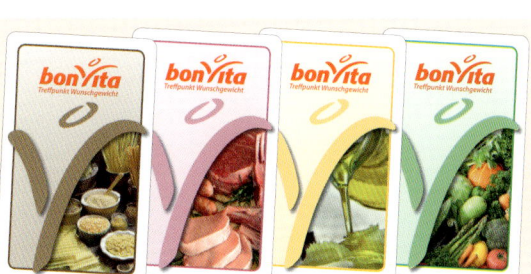

Orangenhuhn an Bandnudeln

Zutaten:

2 TL Öl

Paprikapulver (edelsüß)

gemahlener Kurkuma

getrockneter Oregano

125 g Hähnchenbrustfilet

200 g Zucchini

2 Schalotten

2 Knoblauchzehen

1 rote Chilischote

gehackter Thymian

Salz, Pfeffer

1/2 Orange

60 ml Gemüsebrühe (Instant)

65 g Vollkornbandnudeln

Zubereitung:

1 TL Öl mit Paprikapulver, Kurkuma und Oregano verrühren. Fleisch abbrausen, trocken tupfen, mit dem Würzöl bestreichen. Zucchini waschen, in Stücke schneiden. Schalotten abziehen und vierteln. Knoblauch abziehen, mit dem Messerrücken leicht zerdrücken. Chili eventuell entkernen, abbrausen, hacken. Zucchini, Schalotten, Knoblauch, Chili und Thymian in eine kleine Auflaufform geben. Salzen und pfeffern. Orange schälen, Saft dabei in die Auflaufform tropfen lassen. Fruchtfilets in Scheiben schneiden und auf das Gemüse legen.

Backofen auf 200 Grad vorheizen. Übriges Öl in einer Pfanne erhitzen. Hähnchenfilet darin von beiden Seiten anbraten. Auf das Gemüse legen, Brühe angießen. Im vorgeheizten Ofen 15–20 Minuten backen. Inzwischen Nudeln nach Packungsangabe in kochendem Salzwasser bissfest garen und abgießen. Mit Hähnchenfilet und Gemüse anrichten.

Nährwerte:

550 kcal

42,2 g Eiweiß

59,0 g Kohlenhydrate

15,2 g Fett

4,9 BE

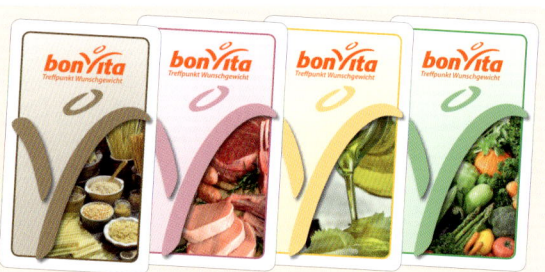

Roter Reissalat mit Scampi und Estragon

Zutaten:

75 g roter Camargue-Reis (aus dem Feinkostladen)

2 TL Öl, Salz

1 Frühlingszwiebel

200 g gelbe Paprikaschoten

20 g Oliven

1 EL Weißweinessig

Pfeffer

gehackter Estragon

150 g Scampi (küchenfertig; ohne Schale)

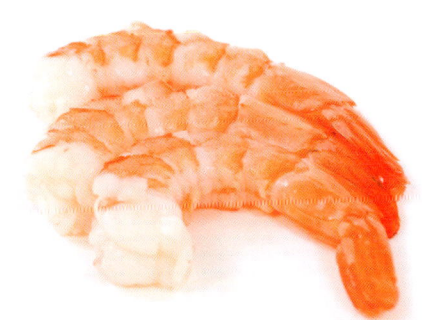

Zubereitung:

Reis in 1 TL Öl andünsten. 125 ml Wasser und 1 Prise Salz zugeben, zugedeckt in 20 Minuten garen, vom Herd nehmen und weitere 30 Minuten im Topf ausquellen und abkühlen lassen. Frühlingszwiebel waschen, in Ringe schneiden. Paprika putzen, abbrausen, in Streifen schneiden. Oliven ganz lassen. Alles im übrigen Öl in der Pfanne kurz anbraten und unter den Reis mischen. Essig, Salz, Pfeffer und Estragon verrühren und unter den Reis heben. Zugedeckt etwa 10 Minuten ziehen lassen. Scampi am Rücken entlang einschneiden, jeweils den schwarzen Darmfaden entfernen. Scampi abbrausen, 5 Minuten in kochendem Salzwasser ziehen lassen und auf dem Salat verteilen.

Nährwerte:

588 kcal

34,0 g Eiweiß

65,5 g Kohlenhydrate

19,0 g Fett

5,5 BE

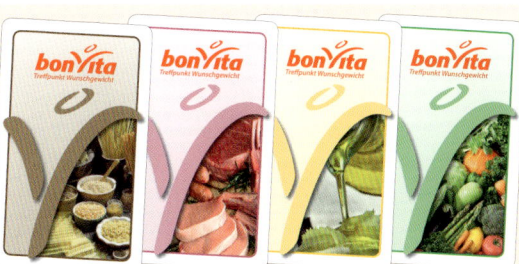

3.5 Genuss am Abend

Wenn es dunkel wird

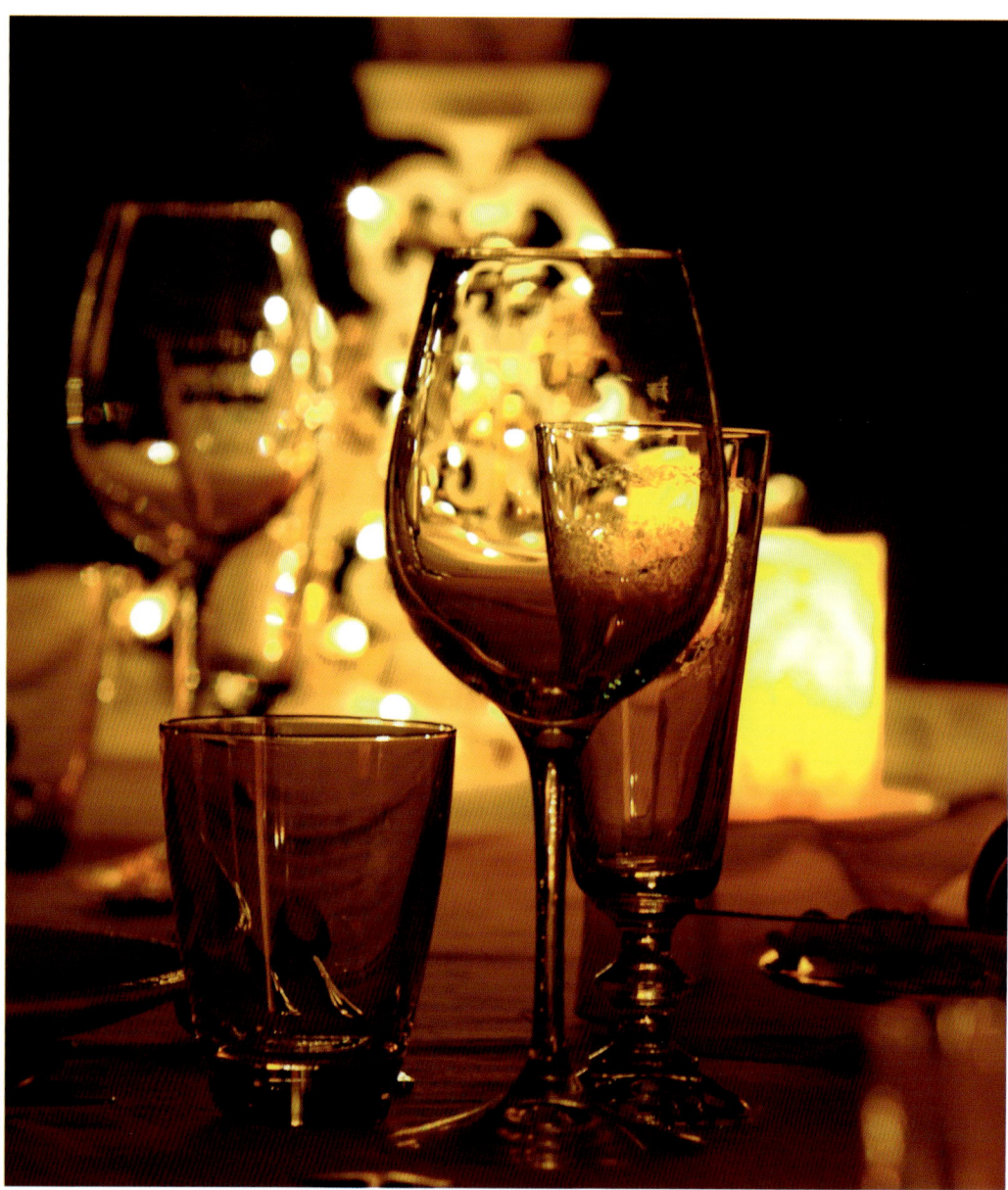

Bunter Nudelsalat

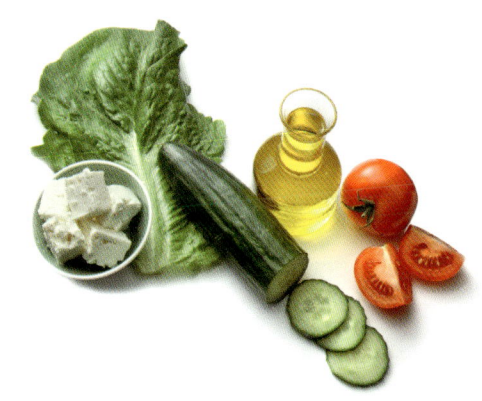

Zutaten:

50 g Vollkornnudeln, Salz

150 g Salatgurke

2 Tomaten

30 g Feta-Schafskäse (45 % F. i.Tr.)

1 EL Olivenöl

1 EL Zitronensaft

2 EL kalte Gemüsebrühe (Instant)

Pfeffer

Schnittlauchröllchen

Zubereitung:

Nudeln nach Packungsangabe in kochendem Salzwasser bissfest garen, abgießen und abkühlen lassen. Gurke und Tomaten abbrausen und wie den Schafskäse würfeln. Alles zusammen mit den gekochten Nudeln in einer Schüssel vermischen. Für die Soße Öl mit Zitronensaft, Brühe, Pfeffer und Schnittlauch verrühren. Die Soße über den Nudelsalat geben, vermischen und gut durchziehen lassen.

Nährwerte:

404 kcal

14,5 g Eiweiß

38,5 g Kohlenhydrate

19,8 g Fett

3,2 BE

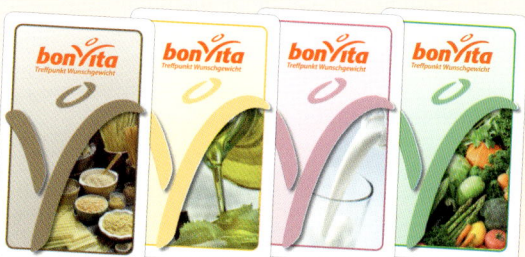

Frühlingssalat

Zutaten:

50 g Naturreis, Salz
50 g Frühlingszwiebeln
100 g Champignons
100 g rote Paprikaschoten
30 g Gouda (30 % F. i.Tr.)
1 EL Olivenöl
1 EL Zitronensaft
1 Spritzer flüssiger Süßstoff
Pfeffer
gehackte Petersilie

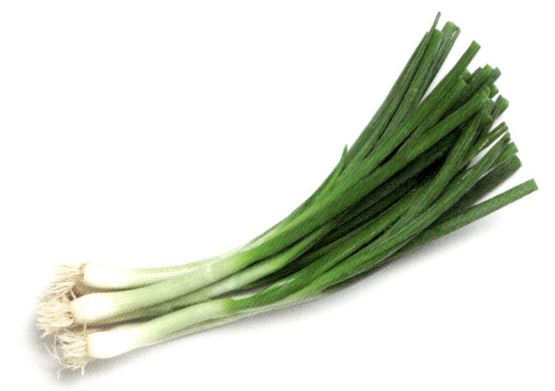

Zubereitung:

Reis nach Packungsangabe in kochendem Salzwasser garen, abgießen und abkühlen lassen. Frühlingszwiebeln abbrausen, Champignons putzen, beides in Scheiben schneiden. Paprika putzen, abbrausen und wie den Käse in Stücke schneiden. Alles in einer Schüssel mit dem gekochten Reis vermischen. Für die Soße Öl mit Zitronensaft, 1 EL Wasser, Süßstoff, etwas Salz und Pfeffer verrühren. Petersilie unterheben und die Soße über den Reissalat gießen. Mischen und gut durchziehen lassen.

Nährwerte:

413 kcal
16,0 g Eiweiß
44,0 g Kohlenhydrate
18,5 g Fett
3,7 BE

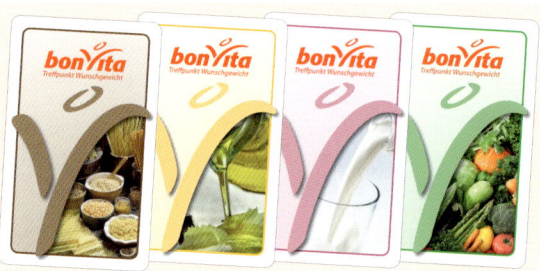

Sommer-Kartoffelsalat

Zutaten:

200 g Kartoffeln (fest kochend), Salz

150 g Salatgurke

1/2 Bund Radieschen

1 Zwiebel

30 g Edamer (30 % F. i.Tr.)

1 EL Rapsöl

1 EL Essig

3 EL kalte Gemüsebrühe (Instant), Pfeffer

Schnittlauchröllchen

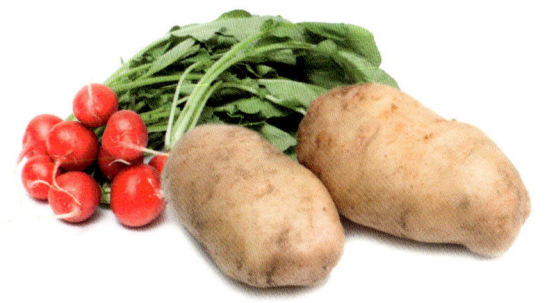

Zubereitung:

Kartoffeln in kochendem Salzwasser in etwa 20 Minuten garen, abkühlen lassen, pellen und in dünne Scheiben schneiden. Gurke und Radieschen abbrausen, putzen, in feine Scheiben schneiden. Zwiebel abziehen, fein hacken. Käse würfeln. Alles zusammen in eine Schüssel geben. Für die Soße Öl mit Essig, Gemüsebrühe, etwas Pfeffer und Schnittlauch verrühren. Über den Kartoffelsalat gießen und gut durchziehen lassen.

Nährwerte:

384 kcal

15,0 g Eiweiß

38,5 g Kohlenhydrate

17,8 g Fett

3,2 BE

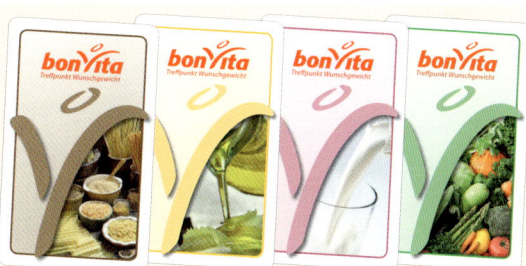

Deftiger Bohnensalat

Zutaten:

100 g weiße Bohnen (aus der Dose)

1 Tomate

30 g Gouda (30 % F. i.Tr.)

2 Frühlingszwiebeln

1 EL Rapsöl

1 EL Essig

1 Spritzer flüssiger Süßstoff

Salz, Pfeffer

1 Vollkornbrötchen

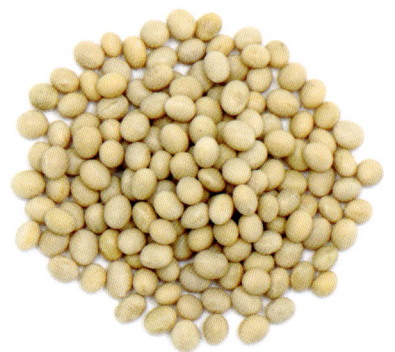

Zubereitung:

Bohnen abtropfen lassen. Tomate waschen und wie den Käse in Stücke schneiden. Frühlingszwiebeln abbrausen, in Ringe schneiden. Alles in einer Schüssel vermischen. Für die Salatsoße Öl mit Essig, Süßstoff, Salz und Pfeffer verrühren und über den Bohnensalat gießen. Gut durchziehen lassen. Das Brötchen dazu essen.

Nährwerte:

401 kcal

20,9 g Eiweiß

36,9 g Kohlenhydrate

17,8 g Fett

3,1 BE

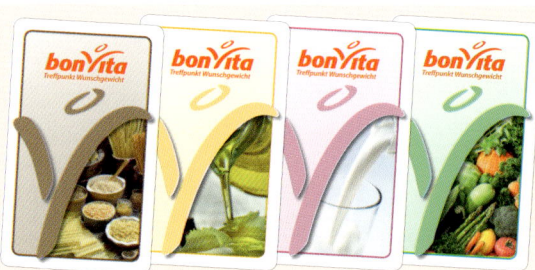

Gefüllte Tomaten

Zutaten:

2 Fleischtomaten, Salz

50 g Naturreis

1 EL Olivenöl

100 g Zucchini

gehackte Petersilie, Pfeffer

30 g geriebener Edamer (30 % F. i.Tr.)

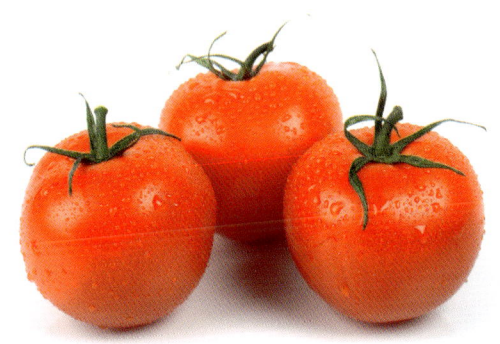

Zubereitung:

Backofen auf 200 Grad vorheizen. Tomaten waschen, trocken tupfen, einen „Deckel"
abschneiden. Das Fruchtfleisch vorsichtig mit einem Teelöffel herausnehmen und beiseite
stellen. Das Tomateninnere leicht salzen und umgedreht auf Küchenpapier abtropfen
lassen. In der Zwischenzeit Reis nach Packungsangabe in kochendem Salzwasser garen.
Eine ofenfeste Auflaufform hauchdünn mit etwas Olivenöl auspinseln. Zucchini waschen,
in den gegarten Reis raffeln und mit dem restlichen Öl vermischen. Petersilie unter den
Zucchinireis heben. Das Tomatenfruchtfleisch unter die Reismasse rühren. Alles mit Pfeffer
würzen. Die ausgehöhlten Tomaten mit der Reismischung füllen und mit geriebenem Käse
bestreuen. Die gefüllten Tomaten vorsichtig in die Auflaufform setzen und im vorgeheizten
Ofen bei 200 Grad etwa 15 Minuten überbacken.

Nährwerte:

404 kcal

13,5 g Eiweiß

42,0 g Kohlenhydrate

18,5 g Fett

3,5 BE

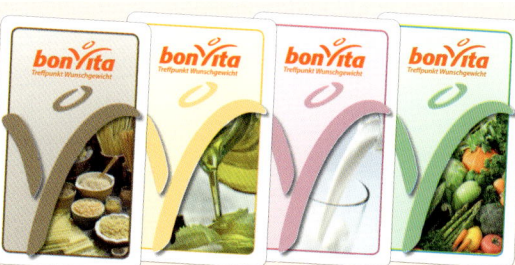

Frühlings-Sprossensalat

Zutaten:

10 g Feldsalat	Pfeffer, Salz
10 g Friséesalat	1 TL Schnittlauchröllchen
10 g Lollo bianco	3 Kirschtomaten
20 g Radicchiosalat	40 g Salatgurke
1 EL Weißweinessig	30 g Möhren
2 EL Gemüsebrühe (Instant)	50 g Mozzarella (45 % F. i.Tr.)
1 EL Olivenöl	50 g Sprossen-Mix
1 Prise Zucker	1 Vollkornbrötchen

Zubereitung:

Salate putzen, gut waschen und gut trocken schütteln. Aus Essig, einer leichten Gemüsebrühe und Öl ein Salat-Dressing rühren. Mit Zucker, Pfeffer, wenig Salz und Schnittlauch würzen. Tomaten waschen, vierteln und in die Salatsoße geben. Gurke schälen, in dünne Scheiben hobeln und zu den Tomaten geben. Möhren schälen und mit dem Sparschäler in lange Streifen schneiden. Mit Gurke und Tomaten vermischen. Kurz vor dem Servieren Salate mit dem übrigen Gemüse mischen und auf Teller verteilen. Mozzarella in Scheiben schneiden und auf dem Salat anrichten. Mit Sprossen-Mix bestreuen. Das Brötchen dazu essen.

Nährwerte:

364 kcal
16,3 g Eiweiß
23,6 g Kohlenhydrate
20,3 g Fett
2,0 BE

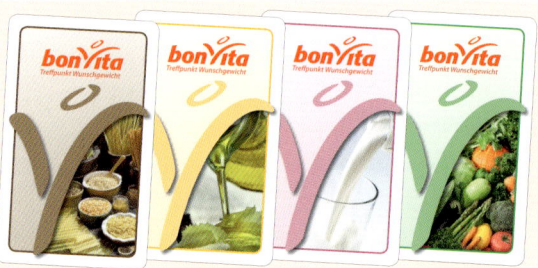

Zucchinigemüse mit Vollkornnudeln

Zutaten:

200 g Zucchini

1 Knoblauchzehe

1 EL Olivenöl

1 TL gekörnte Gemüsebrühe (Instant)

45 g Vollkornnudeln, Salz

75 ml fettarme Milch (1,5 % Fett)

1 TL geriebener Parmesan

Pfeffer

1 TL Speisestärke

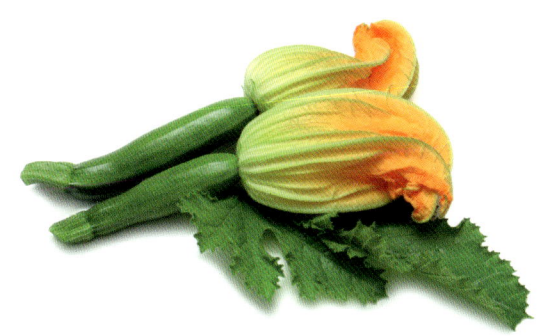

Zubereitung:

Zucchini waschen, in Stücke schneiden. Knoblauch abziehen, hacken. Beides in heißem Öl anbraten. Mit etwa 50 ml Wasser ablöschen, mit der gekörnten Brühe würzen und 10 Minuten köcheln lassen. Nudeln nach Packungsangabe in kochendem Salzwasser bissfest garen. Milch und Parmesan zum Gemüse geben und mit Salz und Pfeffer abschmecken. Eventuell mit Speisestärke binden. Nudeln mit dem Zucchinigemüse servieren.

Nährwerte:

402 kcal

15,8 g Eiweiß

45,7 g Kohlenhydrate

17,9 g Fett

3,8 BE

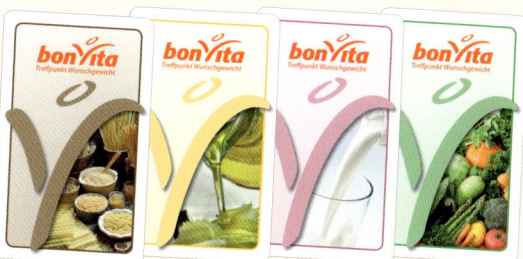

Suppe von jungen Erbsen mit Vollkorncroûtons

Zutaten:

150 g tiefgekühlte Erbsen
1 Zwiebel
2 TL Rapsöl
100 ml Gemüsebrühe (Instant)
100 ml Milch
Salz, weißer Pfeffer
1 Scheibe Vollkornbrot
15 g Frischkäse (max. 10 % F. i.Tr.)

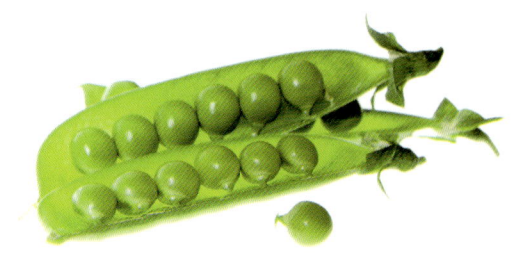

Zubereitung:

Erbsen etwas antauen lassen. Zwiebel abziehen, grob hacken und in 1 TL heißem Öl glasig dünsten. Erbsen zugeben und kurz mit andünsten. Gemüsebrühe angießen und Erbsen darin weich kochen. Alles im Mixer pürieren, dabei langsam die Milch zugießen. Suppe erwärmen und mit Salz und Pfeffer abschmecken. Brot würfeln, im übrigen Öl wenden und in einer Pfanne anrösten. Suppe in Teller oder Schüssel füllen. Kleine Tupfen Frischkäse darauf geben. Mit Brot-Croûtons bestreut servieren.

Nährwerte:

393 kcal
17,0 g Eiweiß
46,7 g Kohlenhydrate
14,8 g Fett
3,9 BE

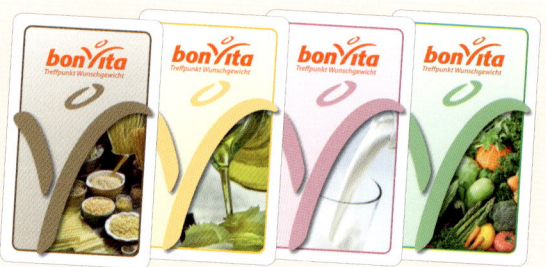

Gelbe Paprikacremesuppe mit Pinienkernen

Zutaten:

1 Zwiebel

75 g Möhren

150 g gelbe Paprikaschoten

1/4 Chilischote

2 TL Olivenöl

125 ml Gemüsebrühe (Instant)

Salz, Pfeffer

10 g Pinienkerne

150 ml fettarme Milch (1,5 % Fett)

1 Prise geriebene Muskatnuss

1 Scheibe Vollkornbrot

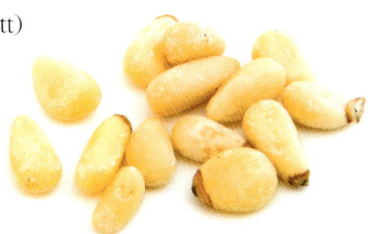

Zubereitung:

Zwiebel abziehen, grob hacken. Möhren schälen, in Scheiben schneiden. Paprika putzen, abbrausen. Die Hälfte würfeln, übrige Paprika in dünne Streifen schneiden. Chili putzen, entkernen, in einer Pfanne in 1 TL Öl kurz anbraten, Zwiebel zugeben und glasig dünsten. Paprikawürfel und Möhren zugeben und so lange rühren, bis die Zwiebel leicht gebräunt ist. Mit Gemüsebrühe ablöschen. Hitze reduzieren und Gemüse leicht köchelnd weich kochen. Im Mixer pürieren, glatt rühren und noch einmal erwärmen. Inzwischen Backofen-Grill vorheizen. Paprikastreifen im übrigen Öl wenden, salzen und pfeffern, auf ein Gitter legen. In den Backofen-Grill auf die mittlere Schiene schieben, ein mit Backpapier belegtes Backblech darunter schieben. Paprikastreifen 10 Minuten grillen. Nach der Hälfte der Zeit eventuell wenden. Pinienkernen in einer Pfanne ohne Fett rösten. Milch in Suppe einrühren, mit Salz, Pfeffer und Muskatnuss abschmecken. Mit gegrillten Paprikastreifen und Pinienkernen garniert servieren. Vollkornbrot dazu reichen.

Tipp: Wer keinen Backofen-Grill hat, kann die marinierten Paprika auf ein Backblech legen und im vorgeheizten Ofen bei 220 Grad etwa 10–15 Minuten braten.

Nährwerte:

412 kcal

12,9 g Eiweiß

37,4 g Kohlenhydrate

23,0 g Fett

3,1 BE

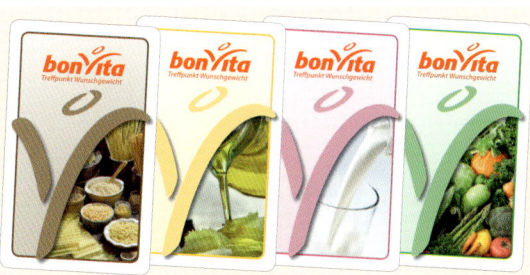

Buntes Gemüse mit Parmesannudeln

Zutaten:

75 g Zucchini

75 g rote Paprikaschoten

50 g Lauch

50 g Möhren

1/2 rote Chilischote

1 Knoblauchzehe

1 EL Olivenöl

1/2 TL gerebelter Oregano

60 ml Gemüsebrühe (Instant)

45 g Vollkornnudeln, Salz

weißer Pfeffer

1 EL geriebener Parmesan (35 % F. i.Tr.)

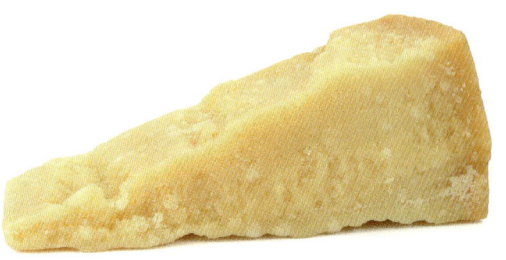

Zubereitung:

Zucchini, Paprika und Lauch waschen, putzen. Möhren schälen. Das Gemüse in Scheiben bzw. Streifen schneiden. Chili eventuell entkernen, abbrausen, klein hacken. Knoblauch abziehen, hacken und alles in einer großen Pfanne in heißem Öl anbraten. Oregano dazugeben, mit Gemüsebrühe ablöschen und 10 Minuten zugedeckt dünsten. In der Zwischenzeit Nudeln nach Packungsangabe in kochendem Salzwasser bissfest garen. Das Gemüse mit Salz und Pfeffer abschmecken und mit den Nudeln servieren. Parmesan darüber streuen.

Nährwerte:

388 kcal

18,6 g Eiweiß

36,6 g Kohlenhydrate

19,8 g Fett

3,0 BE

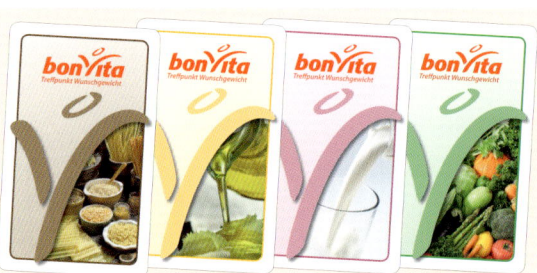

Gebratene Austernpilze an Rucolasalat

Zutaten:

50 g Rucola

1 Knoblauchzehe

2 TL Olivenöl

1 TL Balsamico-Essig

1 Messerspitze Senf

Salz, Pfeffer

150 g Austernpilze

1 Zwiebel

gehackter Rosmarin

30 g gehobelter Parmesan (35 % F. i.Tr.)

1 Scheibe Vollkornbrot

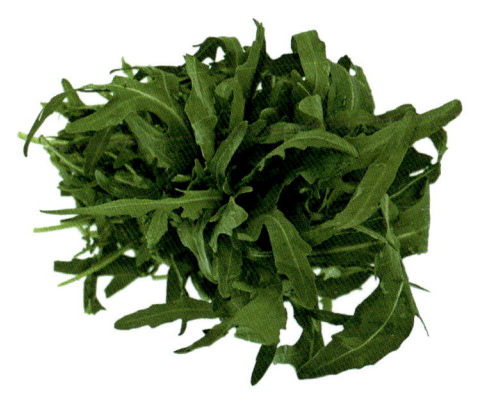

Zubereitung:

Rucola waschen, putzen und zerzupfen. Knoblauch abziehen, durchpressen. Für das Dressing 1 TL Öl mit Balsamico-Essig, Senf, Knoblauch und 1 TL Wasser verrühren. Mit Salz und Pfeffer abschmecken. Austernpilze vorsichtig abreiben und in feine Streifen schneiden. (Pilze nicht unter fließendem Wasser waschen, da sich die Pilze sonst mit Flüssigkeit vollsaugen!) Zwiebel abziehen, fein würfeln und im übrigen Öl anbraten. Pilze dazugeben und ebenfalls kurz anbraten. Mit Rosmarin, Pfeffer und Salz abschmecken. Rucolasalat mit dem Dressing vermischen. Die lauwarmen Pilze darüber geben. Mit Parmesan bestreuen und sofort servieren. Vollkornbrot rösten und dazu reichen.

Nährwerte:

376 kcal

20,0 g Eiweiß

32,5 g Kohlenhydrate

21,3 g Fett

2,7 BE

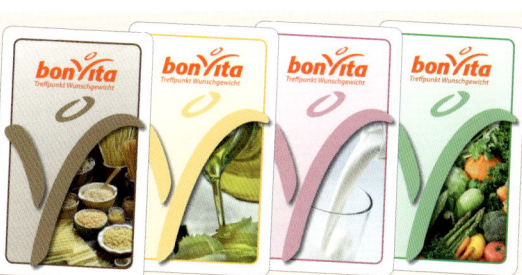

Kohlrabi-Möhren-Salat

Zutaten:

125 g junger Kohlrabi
125 g Möhren
100 g fettarmer Joghurt (1,5 % F. i.Tr.)
15 g Gorgonzola (50 % F. i.Tr.)
1 TL Zitronensaft
1 EL Olivenöl
1 Prise Zucker
Salz, weißer Pfeffer
1 EL gehackte Petersilie
1 Vollkornbrötchen

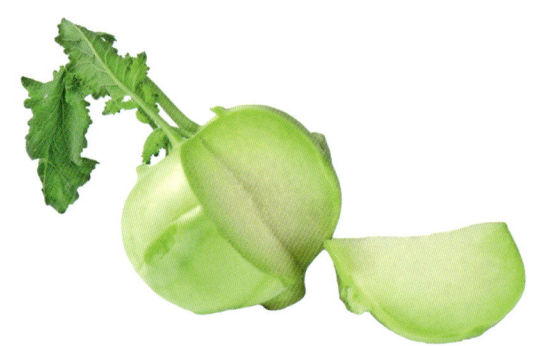

Zubereitung:

Kohlrabi und Möhren schälen und mit dem Gemüsehobel in feine Streifen schneiden. Beides in eine Schüssel geben und gut durchmischen. Joghurt in eine kleine Schüssel geben und weichen Gorgonzola darüber bröckeln. Den Gorgonzola am besten mit einer Gabel zerdrücken und mit dem Joghurt mischen. Zitronensaft und Öl unterrühren und mit Zucker, 1 Prise Salz und weißem Pfeffer würzen. Petersilie untermischen. Salatsoße unter den Kohlrabi-Möhren-Salat heben, gut durchziehen lassen. Vollkornbrötchen dazu genießen.

Nährwerte:

381 kcal
13,1 g Eiweiß
36,3 g Kohlenhydrate
18,8 g Fett
3,0 BE

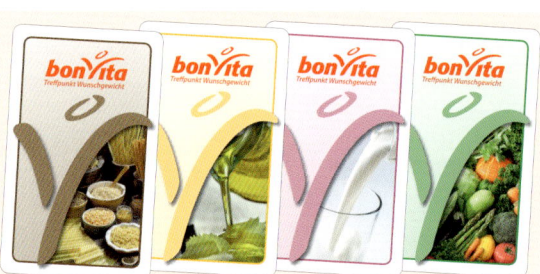

Bunte Buchweizen-Gemüse-Pfanne

Zutaten:

40 g Buchweizen

75 g Auberginen

75 g Paprikaschoten

50 g Zucchini

1 Zwiebel

1 Knoblauchzehe

1 EL Rapsöl

1 TL Sojasoße

evtl. 1 TL Tomatenmark

gehackter Thymian

gehackter Majoran

evtl. gemahlene Kurkuma

evtl. 1 TL Gemüsebrühe (Instant)

30 g geriebener Edamer (30 % F. i.Tr.)

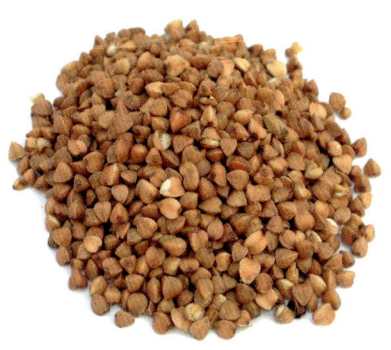

Zubereitung:

Buchweizen mit 75 ml Wasser aufsetzen und 10 Minuten köcheln lassen. 30 Minuten ausquellen lassen. Auberginen, Paprika und Zucchini putzen, waschen. Zwiebel und Knoblauch abziehen. Alles fein würfeln. Paprika, Zucchini, Knoblauch und Zwiebel in heißem Öl andünsten. Auberginen dazugeben und Gemüse bissfest schmoren. Mit Sojasoße, eventuell mit Tomatenmark, mit Thymian, Majoran und nach Belieben mit Kurkuma würzig abschmecken. Gegarten Buchweizen untermischen. Falls das Ganze etwas zu trocken ist, Gemüsebrühe zugeben. Mit geriebenem Käse bestreut anrichten.

Nährwerte:

395 kcal

16,3 g Eiweiß

39,6 g Kohlenhydrate

17,6 g Fett

3,3 BE

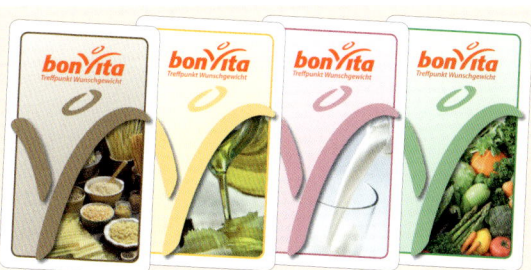

Türkische Aubergine

Zutaten:

40 g Bulgur, Salz	1/2 Tomate
1/2 Aubergine	25 g Magerquark
75 g Möhren	gerebelter Oregano
1 Zwiebel	Cayennepfeffer
1 Knoblauchzehe	1 TL gekörnte Gemüsebrühe (Instant)
1 EL Olivenöl	1 EL geriebener Parmesan (35 % F. i.Tr.)
50 g Zucchini	

Zubereitung:

Bulgur in einem Topf mit 60 ml Wasser und Salz aufkochen lassen und zugedeckt bei mittlerer Hitze in etwa 15 Minuten garen. Auf der ausgeschalteten Herdplatte noch ca. 20 Minuten quellen lassen. Aubergine waschen und der Länge nach halbieren. Mit einem spitzen, scharfen Messer das Fruchtfleisch so herausschneiden, dass ein etwa 1 cm dicker Rand stehen bleibt. Das ausgelöste Fruchtfleisch fein hacken. Möhren schälen, sehr fein schneiden. Zwiebel und Knoblauch abziehen. Zwiebel würfeln, Knoblauch hacken. In der Pfanne das Olivenöl mäßig erhitzen. Möhren- und Zwiebelwürfel sowie Knoblauch unter Rühren 2–3 Minuten andünsten. Auberginenfleisch dazugeben und zugedeckt bei mittlerer Hitze etwa 5 Minuten dünsten. Zucchini waschen, sehr fein würfeln. Tomate in feine Scheiben schneiden. Quark mit Zucchini, gedünstetem Gemüse und der Hälfte des gegarten Bulgurs verrühren. Oregano, Cayennepfeffer und gekörnte Gemüsebrühe untermischen. Backofen auf 170 Grad vorheizen. Die Bulgurmasse auf die Auberginenhälften verteilen, mit Tomatenscheiben garnieren und mit Parmesan bestreuen. Die Auberginenhälften in eine feuerfeste flache Form legen und im vorgeheizten Ofen bei 170 Grad etwa 45 Minuten backen. Mit dem restlichen Bulgur genießen.

Nährwerte:

392 kcal
18,1 g Eiweiß
37,8 g Kohlenhydrate
17,7 g Fett
3,2 BE

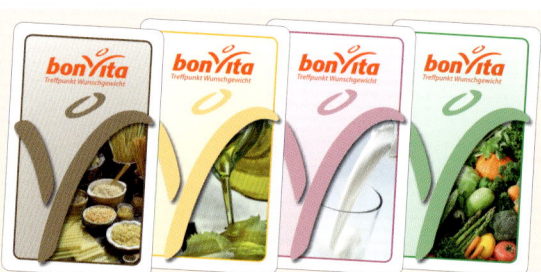

Moussaka

Zutaten:

150 g Auberginen, Salz

1 Zwiebel

1 Tomate

200 g Kartoffeln (fest kochend)

2 TL Olivenöl

75 ml fettarme Milch (1,5 % Fett)

10 g Weizenvollkornmehl

gerebelter Oregano

getrockneter Thymian

gemahlener Zimt

20 g geriebener Emmentaler (30 % F. i.Tr.)

Zubereitung:

Auberginen waschen, mit Küchenpapier abtupfen. Eine Hälfte der Auberginen in 1 cm dicke Scheiben, die andere Hälfte in 1 cm dicke Würfel schneiden und alles leicht salzen. Zwiebel abziehen, in kleine Würfel schneiden. Tomate 1 Minute in kochend heißes Wasser legen, kalt abschrecken und häuten. Tomate würfeln. Kartoffeln schälen und zugedeckt (in Wasser) beiseite stellen. Die Auberginenscheiben in 1 TL Öl bei mittlerer Hitze etwa 3 Minuten von jeder Seite anbraten. Für die Soße die Milch erhitzen. Das Mehl unter Rühren in die köchelnde Milch einrieseln lassen und etwa 1 Minute kochen lassen. Eine Auflaufform mit etwas Öl einfetten. In einer Pfanne das restliche Öl erhitzen, Zwiebel darin leicht glasig dünsten. Auberginenwürfel und dann die Tomatenwürfel kurz mitdünsten. Mit Oregano, Thymian, Salz und Zimt würzen. Etwas Soße untermischen. Den Backofen auf 225 Grad vorheizen. Kartoffeln in 2–3 mm dünne Scheiben hobeln und auf dem Boden der Auflaufform verteilen. Jetzt abwechselnd die Zwiebel-Auberginen-Masse und die Auberginenscheiben in die Form schichten. Jede Lage mit etwas Soße begießen. Zum Schluss die restliche Soße darüber gießen und den Käse überstreuen. Den Auflauf im vorgeheizten Ofen bei 225 Grad 30–35 Minuten backen.

Nährwerte:

420 kcal

15,5 g Eiweiß

45,8 g Kohlenhydrate

16,5 g Fett

3,8 BE

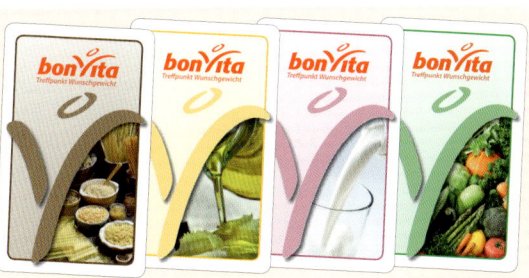

Überbackene Feta-Zucchini

Zutaten:

200 g Zucchini
Salz, Pfeffer
1 Tomate
1 EL Olivenöl
gehackter Thymian
30 g Feta-Schafskäse (45 % F. i.Tr.)
50 g Naturreis

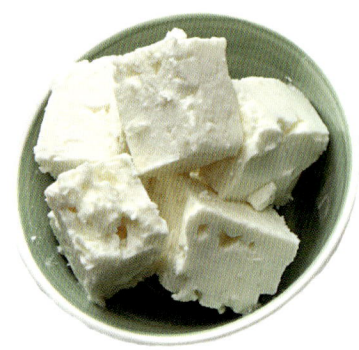

Zubereitung:

Backofen auf 180 Grad vorheizen. Zucchini waschen, in dicke Scheiben schneiden und mit Salz und Pfeffer würzen. Tomate waschen und in Scheiben schneiden. Auflaufform hauchdünn mit Olivenöl bestreichen. Die Zucchinischeiben in die Form legen, mit dem restlichen Öl bepinseln und mit etwas Thymian ausstreuen. 2 Tomatenscheiben auf die Zucchini legen, mit Thymian bestreuen. Käse darüber bröseln und die übrigen Tomatenscheiben darauf legen.

Im vorgeheizten Ofen bei 180 Grad etwa 15 Minuten backen. In der Zwischenzeit den Reis nach Packungsangabe in kochendem Salzwasser garen und zu den Feta-Zucchini servieren.

Nährwerte:

400 kcal
12,0 g Eiweiß
42,0 g Kohlenhydrate
19,0 g Fett
3,5 BE

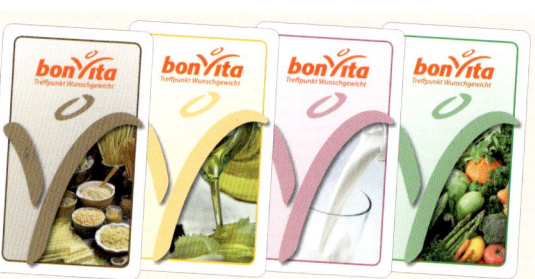

Gnocchi mit Spinat-Tomaten-Feta-Soße

Zutaten:

150 g tiefgekühlter Spinat

100 g Gnocchi (Fertigprodukt), Salz

1 Zwiebel

1 Knoblauchzehe

2 Tomaten

1 EL Öl

30 g Feta-Schafskäse (45 % F. i.Tr)

Pfeffer

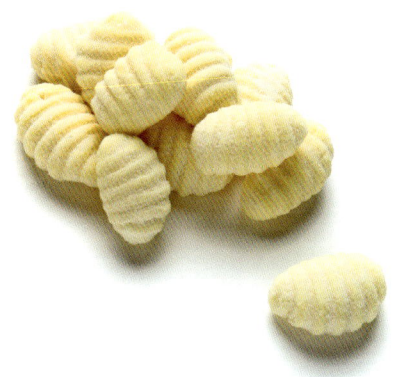

Zubereitung:

Spinat auftauen lassen. Gnocchi nach Packungsangabe in Salzwasser zubereiten. Zwiebel und Knoblauch abziehen, klein schneiden. Tomaten waschen, würfeln. In einer Pfanne das Öl erhitzen und die Zwiebel glasig anbraten. Den aufgetauten Spinat und die Tomaten hinzufügen und 5 Minuten köcheln lassen. Knoblauch und zerbröselten Feta zugeben und mit Salz und Pfeffer würzen. Die fertigen Gnocchi untermischen und auf einem Teller anrichten.

Nährwerte:

401 kcal

12,5 g Eiweiß

41,7 g Kohlenhydrate

18,1 g Fett

3,5 BE

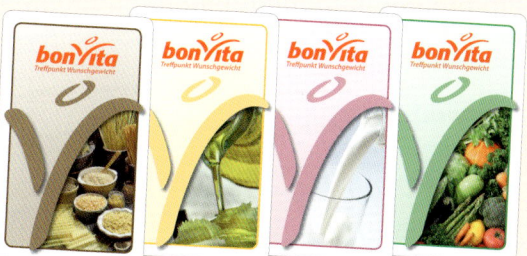

Bandnudeln mit Mozzarella und Rucola

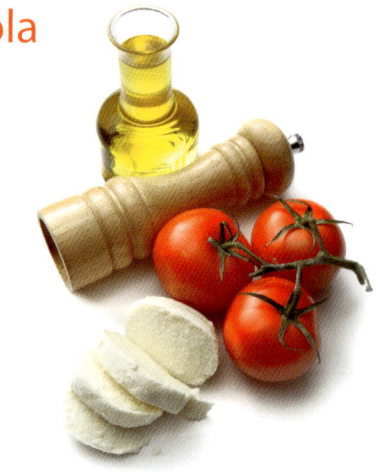

Zutaten:

1 EL Olivenöl
1 Zwiebel
1 Knoblauchzehe
3 Tomaten
45 g Vollkornbandnudeln, Salz
50 g Rucola
30 g Mozzarella (45 % F. i.Tr.)
Pfeffer

Zubereitung:

Olivenöl in einem mittelgroßen Topf erhitzen. Zwiebel und Knoblauch abziehen, würfeln und darin glasig dünsten. Tomaten waschen, würfeln, zufügen und 10 Minuten köcheln lassen. Nudeln nach Packungsangabe in kochendem Salzwasser bissfest garen. Rucola abbrausen, putzen, kleine Blättchen ganz lassen, größere grob zerschneiden. Mozzarella in kleine Würfel schneiden. Die Tomatensoße mit Salz und Pfeffer abschmecken. Rucola und Mozzarella unterheben. Nudeln abgießen, auf einem Teller verteilen, Soße in die Mitte geben.
Tipp: Anstelle von Rucola können Sie auch glatte Petersilie verwenden.

Nährwerte:

405 kcal
15,2 g Eiweiß
38,8 g Kohlenhydrate
18,6 g Fett
3,2 BE

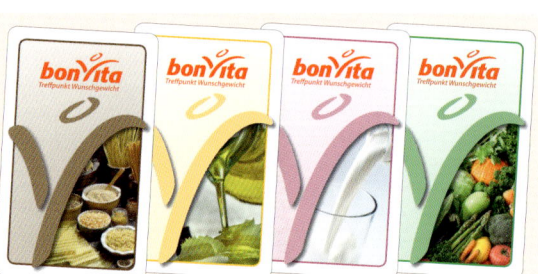

Bunte Gemüse-Tagliatelle

Zutaten:

45 g Vollkorn-Tagliatelle (Bandnudeln), Salz

100 g grüner Spargel

50 g Zuckerschoten

50 g Frühlingszwiebeln

1 Knoblauchzehe

1/4 rote Peperoni

1 EL Olivenöl

1 EL gehackter Koriander

1 EL Orangensaft

1 EL Limettensaft

Cayennepfeffer

20 g gehobelter Parmesan (35 % F. i.Tr.)

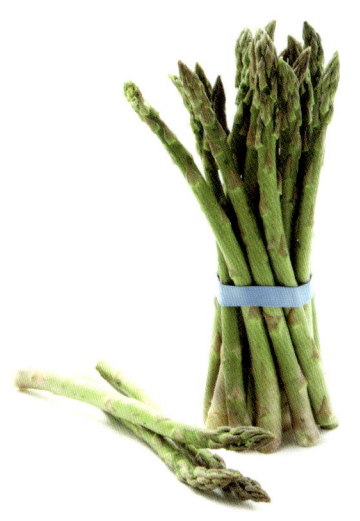

Zubereitung:

Nudeln nach Packungsangabe in Salzwasser bissfest garen, abtropfen lassen. Spargel im unteren Drittel schälen, waschen. Zuckerschoten und Frühlingszwiebeln putzen. Spargel in 5 cm lange Stücke, Frühlingszwiebeln in Ringe schneiden. Knoblauch abziehen, fein hacken. Peperoni entkernen, fein würfeln. Öl in einer beschichteten Pfanne erhitzen. Gemüse mit Knoblauch und Peperoni darin unter Rühren bei mittlerer Hitze 6–8 Minuten braten. Nudeln mit Koriander, Orangen- und Limettensaft untermischen. Mit Salz und Cayennepfeffer abschmecken. Parmesan darüber streuen und servieren.

Nährwerte:

419 kcal

18,9 g Eiweiß

41,8 g Kohlenhydrate

19,1 g Fett

3,5 BE

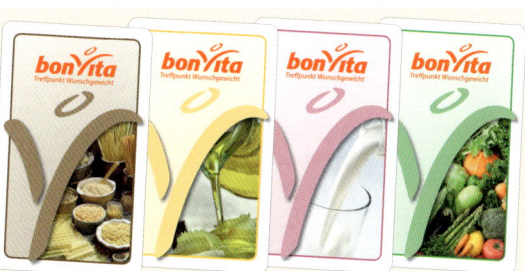

153

Spaghetti mit Austernpilzsoße

Zutaten:

150 g Austernpilze	60 ml fettarme Milch (1,5 % Fett)
50 g Zucchini	45 g Vollkornspaghetti, Salz
1 Zwiebel	Zitronensaft, Pfeffer
1 Knoblauchzehe	gehacktes Basilikum
1 EL Rapsöl	15 g geriebener Parmesan (35 % F. i.Tr.)

Zubereitung:

Die Austernpilze trennen, nach Bedarf putzen und in schmale Streifen schneiden. Zucchini waschen und auf einer Gemüsereibe grob raspeln. Zwiebel und Knoblauch abziehen, Zwiebel fein hacken. In einer breiten Pfanne mit hohem Rand das Öl erhitzen. Pilze darin bei mittlerer Hitze etwa 5 Minuten anbraten, herausnehmen und warm stellen. Die Zwiebelwürfel im verbliebenen Bratfett bei kleiner Hitze andünsten, Knoblauch dazupressen. Zucchiniraspel untermischen und bei kleiner Hitze etwa 3 Minuten dünsten. Milch angießen und aufkochen lassen. Die Austernpilze dazugeben und alles zugedeckt bei kleiner Hitze etwa 10 Minuten köcheln lassen. Inzwischen Spaghetti nach Packungsangabe in kochendem Salzwasser bissfest garen. Die Austernpilzsoße mit Zitronensaft, Salz und Pfeffer kräftig abschmecken. Basilikum unterrühren und die Soße in eine vorgewärmte Schüssel füllen. Die Spaghetti abgießen, dazugeben, durchmischen und sofort servieren. Geriebenen Parmesan dazu reichen.

Tipp: Anstelle der Austernpilze können Sie auch Champignons verwenden.

Nährwerte:

405 kcal
22,8 g Eiweiß
40,8 g Kohlenhydrate
20,0 g Fett
3,4 BE

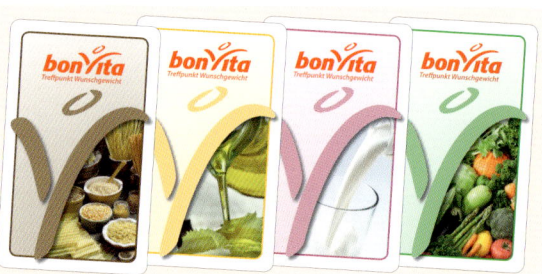

Gemüse-Risotto

Zutaten:

50 g rote Paprikaschoten
50 g Möhren
50 g Zucchini
50 g Brokkoli
250 ml Gemüsebrühe (Instant)
1 EL Olivenöl
1 Zwiebel
1 Knoblauchzehe
45 g Naturreis
1 EL geriebener Parmesan (35 % F. i.Tr.)
Salz, Pfeffer
gehackte Petersilie

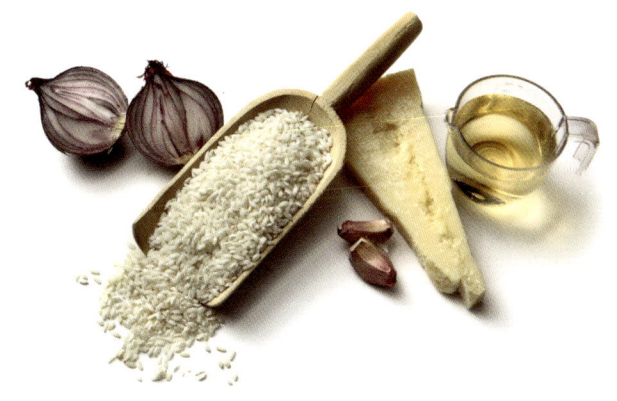

Zubereitung:

Paprika putzen, waschen, in Stücke schneiden. Möhren schälen, Zucchini waschen, beides in feine Scheiben schneiden. Brokkoli in kleine Röschen teilen. Brühe erhitzen, das Gemüse darin in etwa 10 Minuten garen. Gemüse herausheben, Brühe weiterköcheln. Öl erhitzen. Zwiebel und Knoblauch abziehen, hacken, im Öl andünsten. Reis hinzugeben, 1–2 Minuten mitdünsten und mit etwas kochend heißer Gemüsebrühe löschen. Immer erst dann weitere heiße Brühe zufügen, wenn die Flüssigkeit vom Reis aufgenommen wurde. Das Gemüse und den geriebenen Parmesan unter den warmen Reis mischen. Alles mit Salz, Pfeffer und Petersilie abschmecken.

Nährwerte:

403 kcal
16,1 g Eiweiß
42,6 g Kohlenhydrate
18,4 g Fett
3,5 BE

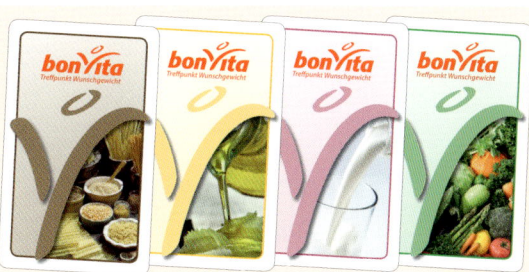

Orientalischer Reis mit Minzjoghurt

Zutaten:

1 Knoblauchzehe
200 g Möhren
1 EL Olivenöl
40 g Basmati-Reis
1 TL Rosinen
gemahlener Zimt
Cayennepfeffer
250 ml Gemüsebrühe (Instant)
150 g Joghurt (1,5 % Fett)
1 TL Zitronensaft
1 TL gehackte Minze

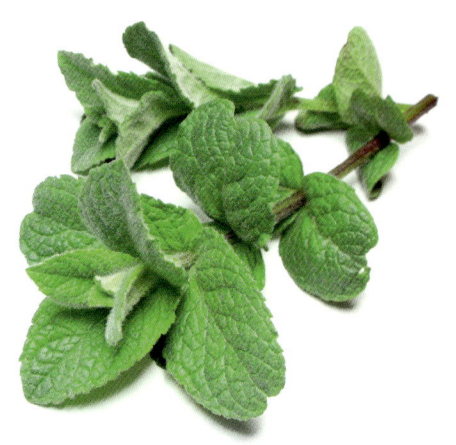

Zubereitung:

Knoblauch abziehen, hacken oder durchpressen. Möhren schälen, in Stifte schneiden. Das Öl erhitzen, Knoblauch und Möhren hinzufügen und kurz anbraten. Reis, Rosinen, Zimt und Cayennepfeffer hinzufügen und kurz anbraten. Brühe angießen, umrühren, aufkochen und alles zugedeckt bei kleiner Hitze 15–20 Minuten ausquellen lassen. Den Reis mit einer Gabel lockern. Joghurt mit Zitronensaft und Minze würzen und dazu genießen.

Nährwerte:

403 kcal
10,2 g Eiweiß
51,6 g Kohlenhydrate
14,8 g Fett
4,3 BE

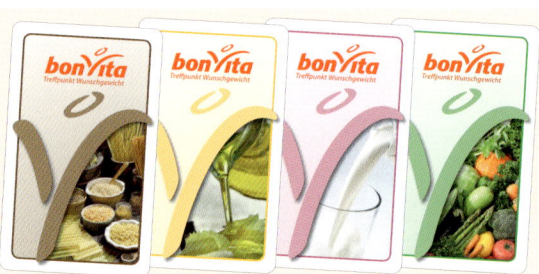

Pfifferling-Risotto

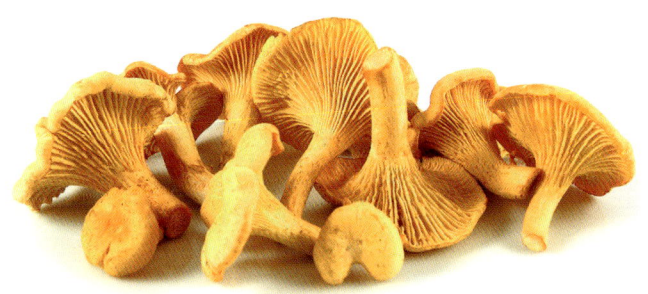

Zutaten:

250 ml Gemüsebrühe (Instant)

200 g Pfifferlinge

1 Zwiebel

1 EL Rapsöl

45 g Rundkornreis

Salz, Pfeffer

gehackte Petersilie

25 g geriebener Parmesan (35 % F. i.Tr.)

Zubereitung:

Brühe erhitzen. Die Pilze putzen und klein schneiden. Zwiebel abziehen, fein würfeln und in heißem Öl andünsten. Die Pilze zufügen. Nach 2 Minuten den Reis unterrühren, salzen, pfeffern. Nach und nach die heiße Brühe angießen. Immer erst dann weitere Brühe zufügen, wenn die Flüssigkeit vom Reis aufgenommen wurde. (Zum Schluss sollen die Reiskörner weich sein, aber noch einen kleinen, festen Kern haben. Der Risotto soll auf keinen Fall trocken, sondern eher wie eine dicke Suppe sein.) Gehackte Petersilie und Käse unterrühren, und – falls nötig – noch einen Schuss Brühe dazugeben. Risotto sofort servieren, weil er sonst aufquillt und wieder trocken wird.

Nährwerte:

403 kcal

16,8 g Eiweiß

35,3 g Kohlenhydrate

20,6 g Fett

2,9 BE

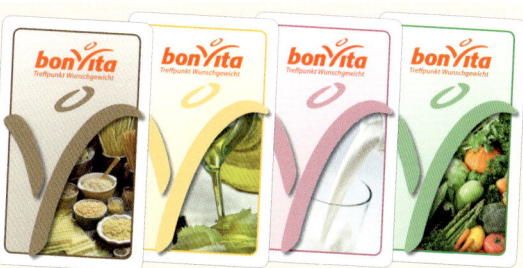

Exotische Pfanne

Zutaten:

100 g tiefgekühlter Blattspinat
1 Zwiebel
1 Knoblauchzehe
1 EL Rapsöl
Currypulver
100 g Kichererbsen (aus der Dose)
100 ml Gemüsebrühe (Instant)
1 Tomate
50 g Frischkäse (max. 10 % F. i.Tr.)
2 EL Sojasoße, Pfeffer
1 Roggenbrötchen

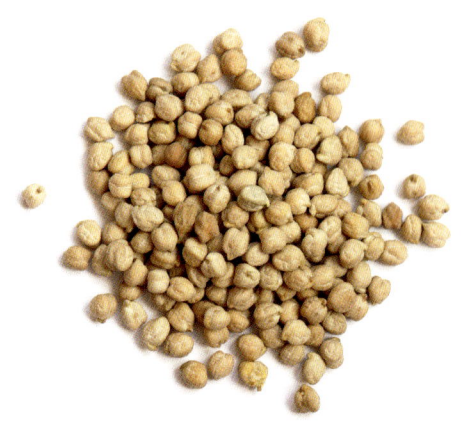

Zubereitung:

Blattspinat auftauen lassen. Zwiebel und Knoblauch abziehen, fein hacken und in heißem Öl glasig dünsten. Currypulver dazugeben und kurz mitdünsten. Kichererbsen abtropfen lassen, mit dem aufgetauten Spinat und der Brühe zufügen und 3–4 Minuten dünsten.
In der Zwischenzeit Tomate waschen, würfeln und mit dem Frischkäse zum Gemüse geben. 2 Minuten weiterdünsten, mit Sojasoße und Pfeffer abschmecken. Das Brötchen dazu essen.

Nährwerte:

401 kcal
21,9 g Eiweiß
40,3 g Kohlenhydrate
12,9 g Fett
3,4 BE

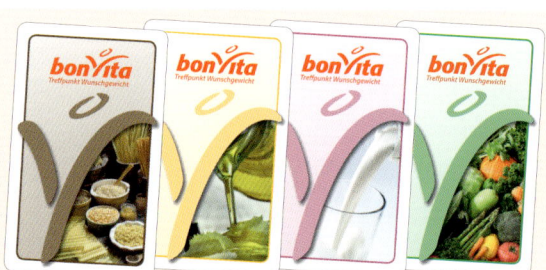

Abschlussmotivation

Zum Abschluss noch eine kleine Metapher von einem Motivationsprofessor, der wilde und tolle Theorien spinnt: Eines Tages geht er durch den Wald und kommt an einem Steinbruch vorbei. Dort angekommen, bemerkt er das unterschiedliche Arbeitsverhalten der verschiedenen Steinmetze. Zuerst fällt sein Blick auf jemanden, der ganz langsam und träge seiner Arbeit nachgeht, der eigentlich nur dann einen Hammerschlag ausführt, wenn der Chef gerade zu ihm rüberschaut.

Der Motivationsprofessor geht zu diesem Steinmetz und fragt: „Entschuldigen Sie, ich bin Motivationsprofessor. Können Sie mir sagen, wie motiviert Sie sind?"

Der Arbeiter schaut ihn völlig entsetzt an und antwortet: „Sind Sie eigentlich bekloppt, oder was? Sehen Sie das denn nicht? Steine zu klopfen bedeutet auch Steine zu klopfen! Kommen Sie mir nicht mit Ihren blöden Sprüchen. Mein Job ist hart genug."

Der Motivationsprofessor entschuldigt sich: „Vielen Dank, vielen Dank! Ich habe schon erkannt, wie es um Ihre Motivation bestellt ist."

Er geht weiter und entdeckt einen Mann, der schon ein bisschen engagierter zu arbeiten scheint. Der Motivationsprofessor fragt nun auch diese Person: „Wie steht es mit Ihrer Motivation?" – „Ja, wissen Sie, ich habe im Moment eine tolle, herausfordernde Aufgabe. Es ist Mai, die Sonne scheint, das Arbeitsklima ist gut, ich habe gestern sogar noch einen neuen Meißel bekommen und auch mein übriges Arbeitswerkzeug ist top in Schuss. Alles super!"

„Ja", sagt der Motivationsprofessor, „ist das denn immer so?" – „Ne", sagt der Mann, „natürlich nicht! Wenn so ein trüber, grauer Novembertag ist, wenn ich gemobbt werde und mir meine besten Werkzeuge geklaut werden, wenn meine Teamkollegen nörgeln, wenn es kalt und nass ist, meine Finger klamm sind, ach, dann hasse ich diesen Beruf."

„Aha", sagt der Motivationsprofessor, „bei Ihnen hängt es also von den äußeren Umständen ab, wie Sie sich fühlen."

„Ja, genau", sagt der Mann, „das ist doch wohl bei jedem so."

Der Motivationsprofessor nickt nachdenklich und geht weiter. Auf einmal fällt sein Blick auf jemanden, der arbeitet wie ein Michelangelo, wie ein Berserker. Der Motivationsprofessor traut sich gar nicht so recht, diesen Menschen anzusprechen, so konzentriert schlägt der Arbeiter auf den Steinblock ein.

Aber irgendwann bemerkt der Arbeiter schließlich doch, dass er beobachtet wird, dreht sich um und strahlt den Professor an: „Und, wie gefällt Ihnen dieses Werk?"

„Ja", sagt der Motivationsprofessor, „ich bin ganz fasziniert. Ich schaue Ihnen schon eine Zeitlang zu. Ich bin Motivationsprofessor und habe nur eine Frage: Wie kann es sein, dass Sie das Steineklopfen so wahnsinnig motiviert?"

Der Michelangelo der Steinmetze sieht ihn völlig entgeistert an: „Steine klopfen? Sehen Sie es denn nicht? Ich arbeite am Schlussgewölbe des Kölner Doms!"

Jeder von uns sollte einmal überlegen, an welchem Dom er arbeitet. Bauen wir tagtäglich an einem Dom aus vitalstofflosem Ernährungsmüll, der uns kraftlos durch den Tag schleift oder geben wir unserem Körper gesundes, vitales Essen als Basis für einen erfolgreichen Tag?

Wir von Bonvita wünschen Ihnen beste und kontinuierliche Ergebnisse. Erleichtern Sie Ihren Körper und verleihen Sie ihm neuen Schwung. Wir sind gerne für Sie da.

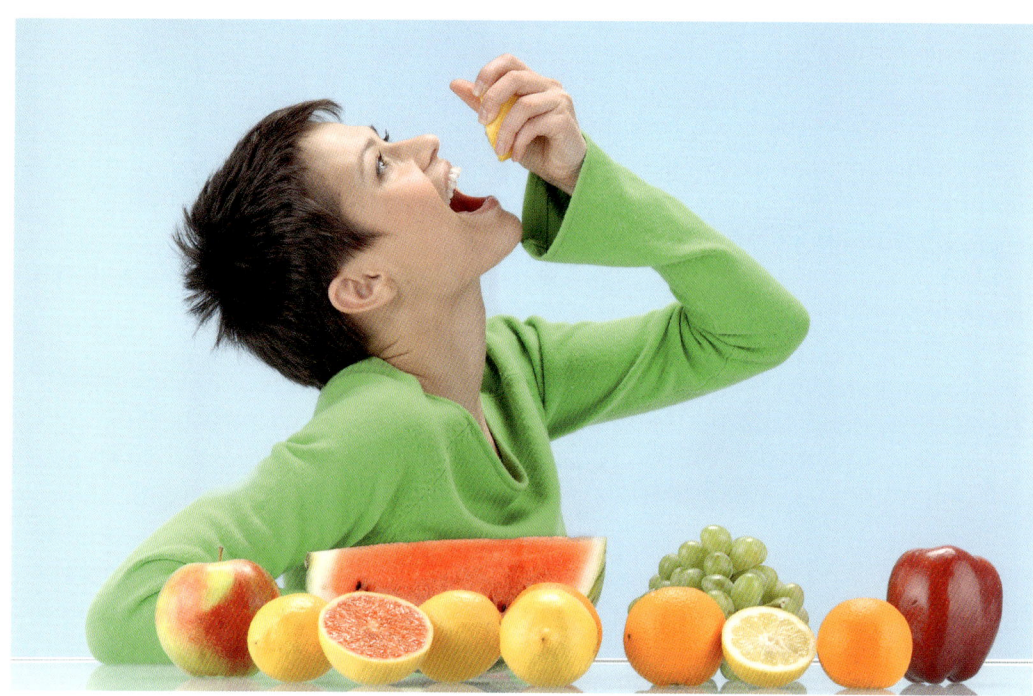

Danksagung

Meine bereits mehr als 2200 erfolgreichen Ingolstädter Teilnehmer der *Bonvita Treffpunkt Wunschgewicht*-Gruppen ließen mir ihren immensen Erfahrungsschatz zuteil werden und stellten mich immer wieder vor neue Herausforderungen, die es zu lösen galt, damit sie ihr individuelles Wunschgewicht erreichen und letztendlich auch erhalten konnten.

Mein Mann Josef und unsere Kinder Sabrina und Benjamin spielten geduldig als Testpersonen mit, obwohl es sicher oft anstrengend war. Sie standen zu jeder Zeit hinter mir, um mir Mut zu machen.

Jedes Seminar und jeder Trainer hat dazu beigetragen, dass die Vorgehensweise von Jahr zu Jahr effizienter, fachmännischer, besonnener und fantasievoller wurde.

Meine Kolleginnen und Kollegen deutschlandweit von Bonvita haben dazu beigetragen, halbgare Ideen mit Logik und Know-how zu diesem Teil eines einzigartigen Konzepts reifen zu lassen.

Namentlich erwähnen möchte ich in diesem Zusammenhang Andrea Kirbach, zuständig für die Entwicklung der Rezepte, meine Kollegin Antje Hobbie, die die kreative Kochküche führte, sowie Heidemarie Hanebuth, die stets bewährte und hilfreiche Tipps zur Hand hatte.

Mein ganz besonderer Dank gilt der Bonvita GmbH. Sie ist ein einzigartiges und erstklassiges Unternehmen. Und ich bin glücklich, in dieser innovativen, bewährten und familiären Atmosphäre als Teil des Ganzen zum großen Erfolg beitragen zu dürfen.

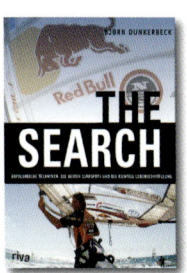
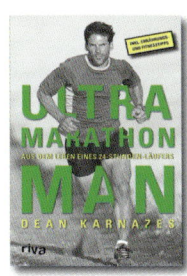
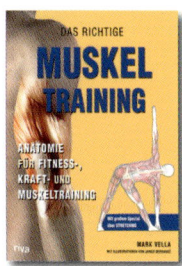
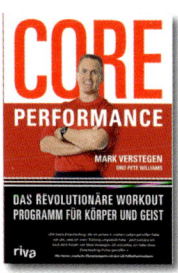
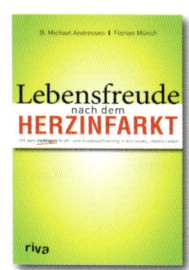

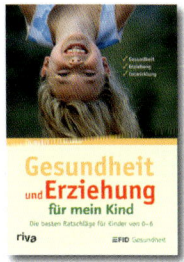
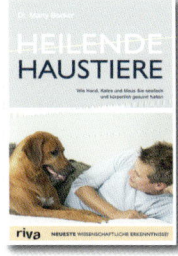
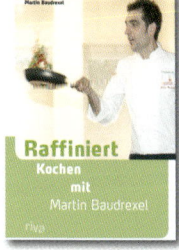
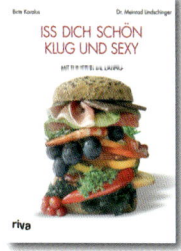
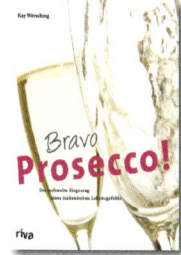

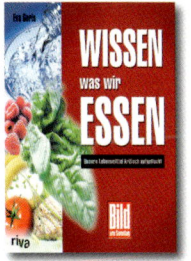
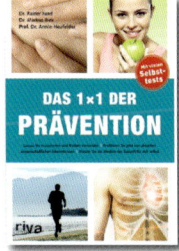

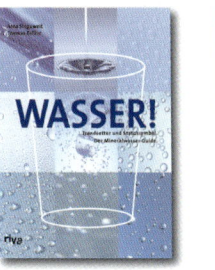
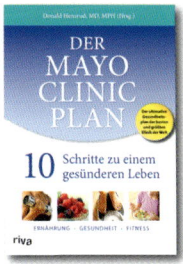

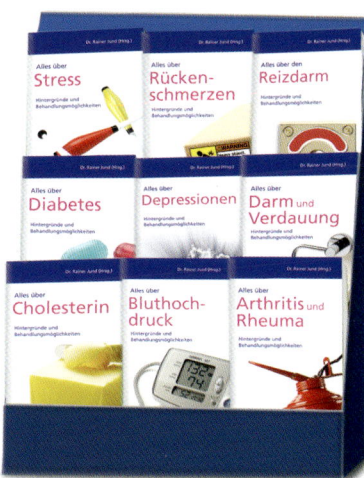

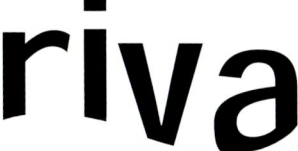

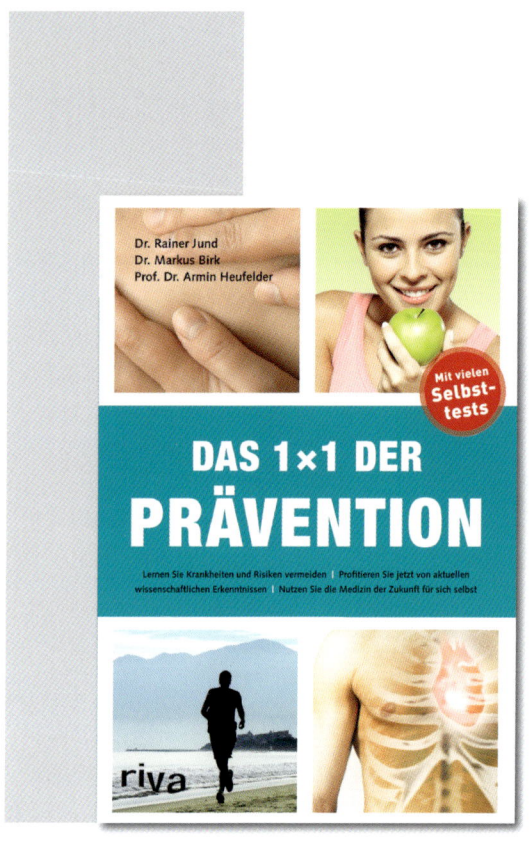

SEITEN:
326 SEITEN

PREIS:
24,90 EURO (D)
25,60 EURO (A)
43,70 CHF

ISBN:
978-3-936994-10-0

DAS 1 X 1 DER PRÄVENTION

Jund/Heufelder/Birk

Kein Thema wird für jeden Einzelnen von uns und im Medizin- und Sozialsystem derart wichtig werden wie die Prävention. Vorsorge umfasst alles, was getan werden kann, um gar nicht erst krank zu werden oder um nicht schlimmer oder erneut zu erkranken. Doch wie kann man konkret vorgehen? Kann ich mich vor Allergien, Infektionen, Tumoren, Kreislauf- oder Stoffwechselerkrankungen wirklich schützen? Ist jetzt Butter besser oder Margarine? Wie oft soll ich zu welchem Arzt gehen, auch wenn mir nichts fehlt? Mit praktischen Anweisungen aus der medizinischen Fachliteratur und spannenden Reportagen macht »Das große Buch der Vorsorge« Lust darauf, etwas für sich zu tun und besser informiert zu sein. Damit es leichter fällt, gesund zu bleiben.

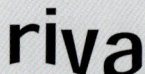

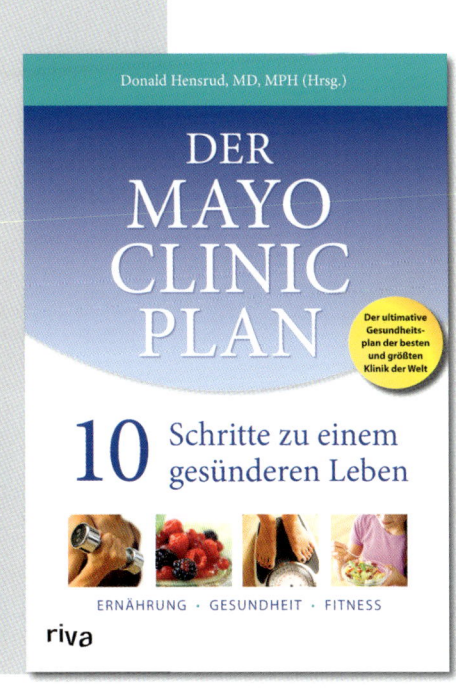

SEITEN:
252 SEITEN

PREIS:
24,90 EURO (D)
25,60 EURO (A)
41,70 CHF

ISBN:
978-3-936994-46-9

DER MAYO CLINIC PLAN

Donald Hensrud (Hrsg.)

»Die Mayo
Clinic gilt als
das Mekka
der modernen
Medizin.«

manager-magazin

Jetzt gibt es einen Schlüssel zu einem rundum gesunden Leben. Der Mayo-Clinic-Plan bietet dem gesundheitsbewussten Leser einen Leitfaden mit Tipps rund um Ernährung, Fitness, Leben und Gesundheit.

Alle Ratschläge basieren auf neuesten Forschungsergebnissen und der Erfahrung führender Ärzte der Mayo Clinic. In jeder der 10 vorgestellten Stufen bieten die Spezialisten fundierte Einblicke in ihre Fachbereiche und praxisorientierte Umsetzungsmöglichkeiten.

»Das Clinic-Zentrum ist eines der größten und bedeutendsten Krankenhäuser der Welt. (…) Insgesamt behandeln hier rund 4000 Ärzte jährlich mehr als 315 000 Patienten stationär und 1,21 Millionen ambulant.«

manager-magazin

www.rivaverlag.de

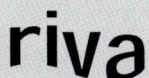

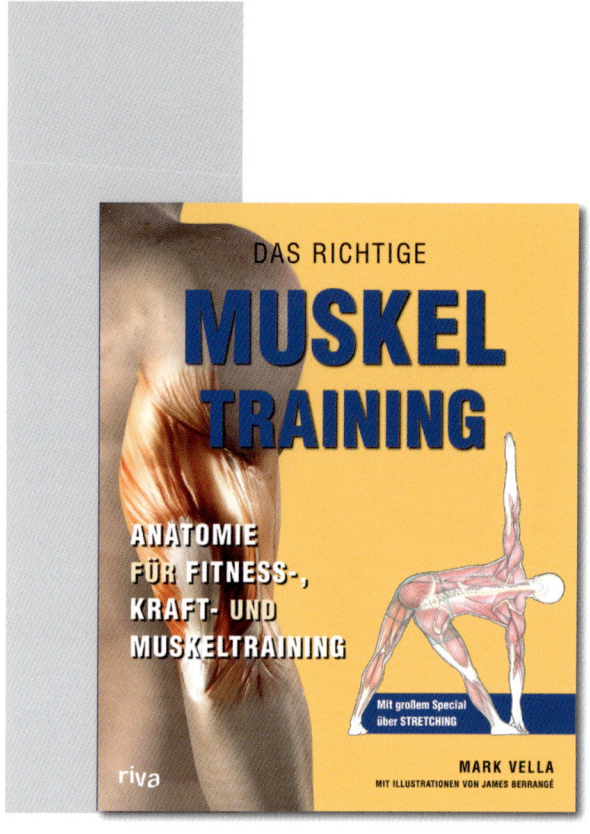

DAS RICHTIGE
MUSKEL
TRAINING

ANATOMIE
FÜR FITNESS-,
KRAFT- UND
MUSKELTRAINING

Mit großem Special
über STRETCHING

MARK VELLA
MIT ILLUSTRATIONEN VON JAMES BERRANGÉ

riva

SEITEN:
144 SEITEN

PREIS:
19,90 EURO (D)
20,50 EURO (A)
33,80 CHF

ISBN:
978-3-936994-35-3

DAS RICHTIGE MUSKEL- TRAINING

Mark Vella / Nick Walters

Muskelaufbau und Fitnesstraining sind in! Ein erwachsener Mensch besitzt 600 Muskeln. Wie unsere Muskeln und Sehnen jedoch zusammenarbeiten und was sich beim Muskelaufbautraining im Körper abspielt, wissen nur die wenigsten. Aber: dieses Wissen entscheidet letztendlich über einen Trainingserfolg.

Dieses Buch bietet Anfängern und Fortgeschrittenen einen Lehrgang durch die verschiedenen Körperbereiche und Übungstypen. Neben einer verständlichen visuellen und schriftlichen Analyse gängiger Fitnessübungen geben die Autoren Hinweise und Tipps zur fachgerechten Ausführung.

www.rivaverlag.de

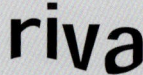

DIE EXKLUSIVE FITNESSREIHE
VON STAR-TRAINER DAVID KIRSCH

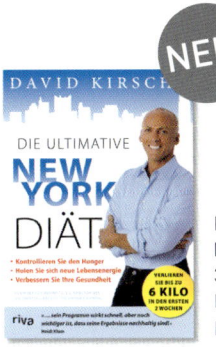

David Kirsch
Die Ultimative New York Diät
381 Seiten
ISBN: 978-3-936994-36-0
Preis: 19,90 € (D); 20,50 € (A); 33,80 CHF

»Sein Programm wirkt schnell, aber noch wichtiger ist, dass seine Ergebnisse nachhaltig sind.«

Heidi Klum

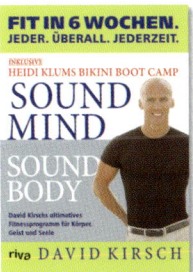

David Kirsch
Sound Mind – Sound Body
326 Seiten
ISBN: 978-3-936994-21-6
Preis: 19,90 € (D); 20,50 € (A); 33,80 CHF

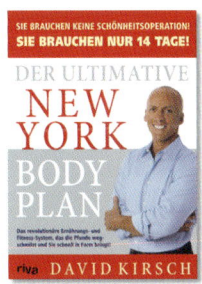

David Kirsch
Der Ultimative New York Body Plan
254 Seiten
ISBN: 978-3-936994-09-4
Preis: 19,90 € (D); 20,50 € (A); 33,80 CHF

ER TRAINIERT MODELS UND SIE!

David Kirsch ist derzeit der gefragteste Personal-Trainer der Welt. Zu seinen regelmäßigen Kunden zählen Supermodels wie Heidi Klum, Naomi Campbell, Liv Taylor und Rachel Weiz. Wenn Sie auch trainieren wollen wie die Supermodels, zeigt Ihnen David Kirsch in seinen Büchern, wie Sie es den Schönen und Reichen gleichtun können. Mit schmackhaften Diät-Rezepten und jederzeit durchführbaren 10-Minuten-Workouts motiviert der US-Promi-Trainer garantiert auch Sie zum Mitmachen. Allein mit seinen Büchern und der richtigen Einstellung können Sie Ihr Leben verändern!

www.rivaverlag.de

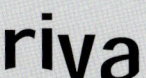

Liebe **Leserinnen**
und **Leser,**

 haben Sie vielleicht schon mal daran gedacht, selbst ein Buch zu schreiben? Oder möchten Sie geschäftlich Ihre Kunden und Partner mit einem Buchgeschenk überraschen?

 Dann zögern Sie nicht und kontaktieren Sie uns unter 089 44 44 679-0

 oder schreiben Sie uns per eMail an: info@rivaverlag.de